Sitzungsberichte
der Akademie der Wissenschaften
der DDR
Mathematik–Naturwissenschaften–Technik

Jahrgang 1988 · Nr. 5/N

Walter Kirsche

Jan Evangelista Purkyně 1787–1868

Ein Beitrag zur 200. Wiederkehr seines Geburtstages

AKADEMIE-VERLAG BERLIN
1989

Vortrag von Walter Kirsche,
Ordentliches Mitglied der Akademie der Wissenschaften der DDR, auszugsweise gehalten in der Sitzung der Klasse Medizin am 17. Dezember 1987

Herausgegeben im Auftrage
des Präsidenten der Akademie
der Wissenschaften der DDR
von Vizepräsident Prof. Dr. Heinz Stiller

ISBN 3-05-500 520-1
ISSN 0138-3965
Erschienen im Akademie- Verlag Berlin Leipziger Str. 3–4,
DDR-1086, Berlin

Lizenznummer: 202 · 100/355/89
Printed in the German Democratic Republic
Gesamtherstellung: VEB Druckhaus Köthen
LSV 1365
Bestellnummer: 763 9696 (2010/88/5/N)
00800

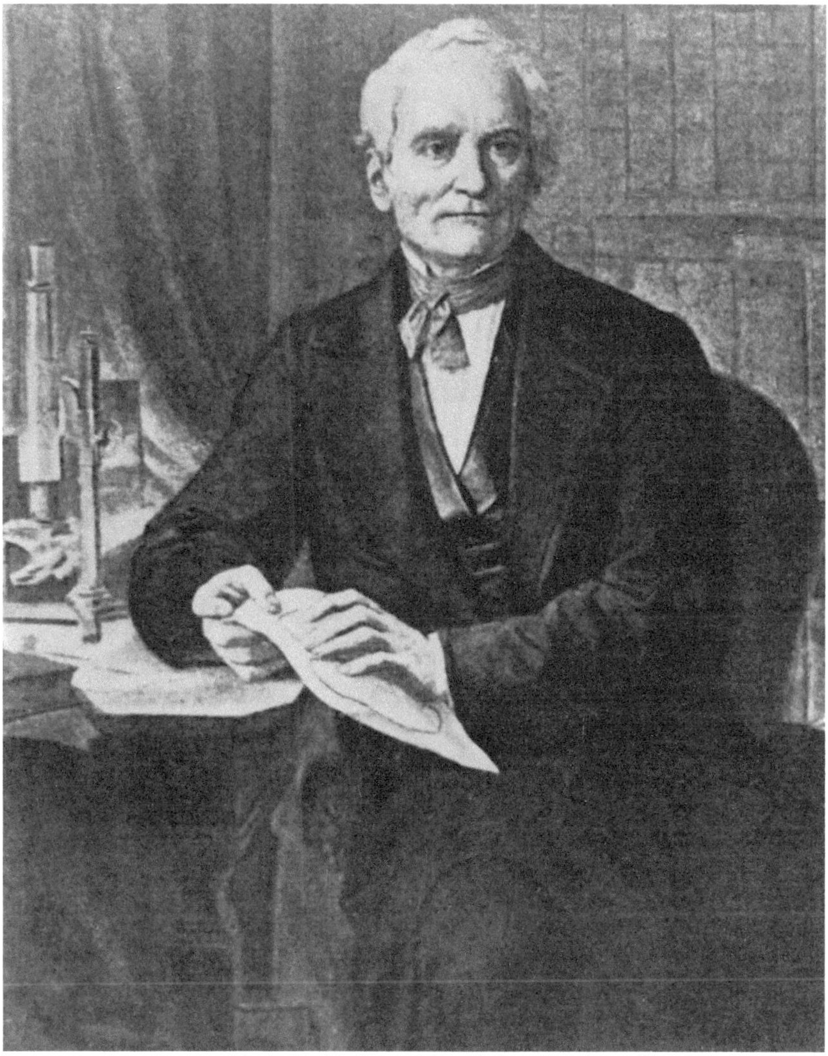

Jan Evangelista Purkyně (1787–1868) im Alter von 81 Jahren. Bedeutender tschechischer Histologe, Physiologe, Arzt, Philosoph, Sprachwissenschaftler. Begründer der experimentellen Physiologie und Mitbegründer der Histologie, mikroskopischen Anatomie und mikroskopischen Technik. Gemälde von P. Maixner. Gewidmet der Universität von dem Verein der Studenten der Medizin aus Anlaß des 50jährigen Doktorjubiläums. Heute im Besitz des physiologischen Instituts der Karls-Universität in Prag. Aus Opera selecta Pragae 1948.

Inhalt

1. Einleitung

Im Vergleich zur Gesamtanzahl der Wissenschaftler, die auf unserer Erde tätig waren und tätig sind, ist die Zahl derjenigen, die bei der Wiederkehr ihres 200. Geburtstages nicht nur in ihrem Heimatland, sondern auch in fremden Ländern öffentlich gewürdigt werden, sicher außerordentlich gering. Jan Evangelista Purkyně, dessen Geburtstag sich am 18. Dezember 1987 zum 200. Mal jährt, gehört zu diesen wenigen Ausnahmen.

Man berücksichtigt nur einen kleinen Teil seines überragenden Lebenswerkes, wenn man ihn, wie in den meisten Lexika als bedeutenden tschechichen Physiologen bezeichnet. Auch seine Leistungen auf anderen Gebieten sind Grundlage dafür, daß sein Name international nicht vergessen ist. Deshalb berücksichtigt auch der UNESCO-Kalender den 200. Geburtstag dieses Forschers. Purkyně ist nicht nur Begründer der experimentellen Physiologie, sondern auch Mitbegründer der Histologie und mikroskopischen Anatomie einschließlich der histologischen Technik. Er vertrat die allgemeine Biologie ebenso wie die experimentelle Pharmakologie, die er wie auch die anderen genannten Disziplinen zur Physiologie rechnete. Purkyně war ferner Sprachwissenschaftler, Übersetzer, Dichter und Philosoph.

Das Literaturverzeichnis in der Biographie von John (1959) umfaßt 191 Titel von Purkyně. Außerdem werden 380 Publikationen aufgeführt, die auf Purkyně Bezug nehmen. Die meisten Arbeiten von Purkyně stellen die Forschungsergebnisse in sehr kurzer Fassung dar. Das mag auch der Grund sein, weshalb manche Ergebnisse nicht so bekannt wurden, wie sie es verdient hätten. Andererseits hat er auch größere Abhandlungen geschrieben, und in dem encyclopädischen Wörterbuch der Medizinischen Wissenschaften (Gräfe et al. 1829–1834) hat Purkyně (1828–1834) die Stichworte sehr ausführlich abgehandelt. Er bearbeitete 41 Stichworte auf 237 Seiten! Die Stichworte „Circulatio sanguinis" und „Ei" werden z. B. sogar auf 35 bzw. 41 Druckseiten abgehandelt.

Insgesamt ergibt sich somit ein sehr umfangreiches Lebenswerk, das von der Tschechoslowakischen Akademie der Wissenschaften in Form gesammelter Werke herausgegeben wurde, (Opera omnia I bis XIII – 1918–1985, Opera selecta 1948, J. E. Purkyně Selection of poems and essays 1959, vergl.

Anmerkungen 1–14). Das Gesamtwerk von Purkyně einschließlich Kommentare und Übersetzungen umfaßt über 5 000 Druckseiten. Bei Abzug der Dissertation, Gedichte und Essays verbleibt ein natur- und sprachwissenschaftliches sowie philosophisches Gesamtwerk von über 3 700 Druckseiten.

Ferner muß man bedenken, daß Purkyně einen großen Teil seiner Zeit der Förderung des nationalen Bewußtseins seines Heimatlandes gewidmet hat, so daß er heute in der Tschechoslowakei als großer Sohn des Volkes verehrt wird. Die „Memorial Address to the 200th Anniversary of Jan Evangelista Purkyně" der Medizinischen Fakultät der Karls-Universität Prag (Kuthan et al. 1987) würdigt ihn als „a Genius of the Czech Nation." Das deckt sich mit der Äußerung des berühmten Wiener Anatomen Joseph Hyrtl (1811–1894); „Ihr Tschechen habt guten Grund auf Purkyně stolz zu sein. Es gibt viele Forscher, die Strukturen im Mikroskop gesehen haben, die niemand danach bestätigen konnte. Aber was Purkyně einmal sah, konnte jeder nach ihm sehen und bestätigen." [15]

Auf Grund seiner überragenden Leistungen fand Purkyně hohe internationale Anerkennung. Als erste Akademie wählte ihn die Academia Leopoldina Naturae Curiosorum 1829 zu ihrem Mitglied. Er war ferner Mitglied der Akademien in St. Petersburg (1836), in Wien (1860) und in Paris (1861). 1862 erhielt er den russischen Orden des heiligen Wladimir. Auch das damalige Königreich Preußen, in dem er 27 Jahre seines Lebens wirkte, verlieh ihm mit dem Roten Adler Orden (1842) 3. Klasse und (1869) 2. Klasse die Ritterwürde. Unsere Akademie wählte Purkyně bereits 1832 einstimmig zu ihrem Korrespondierenden Mitglied. [16] Ferner war er Mitglied der Royal Society London und Ehrenmitglied oder Mitglied in zahlreichen wissenschaftlichen Gesellschaften. Bereits 1850 hatte die Prager Fakultät für Purkyně die Ritterwürde des oesterreichischen Leopold-Ordens beantragt. Der Antrag scheiterte an der Ablehnung des Gouverneurs von Böhmen, der besonders von Graf Leo Thun unterstützte Wünsche verhinderte. Erst im April 1868 wurde Purkyně die Ritterwürde des Leopold-Ordens verliehen. Das Diplom wurde am 15. Juli 1868 vom Kaiser unterzeichnet und an Stelle des schwer erkrankten Purkyně von seinem Sohn Emanuel entgegengenommen. [17]

2. Erster Lebensabschnitt bis zum Studium in Prag

Die Vorfahren Purkyněs lebten in Nord-Böhmen. Sie waren Calistiner, eine Gruppierung der Hussiten. Jan Evangelista Purkyně wurde am 18. Dezember 1787 (nicht 17. Dezember, Matouskova 1961, Matousek 1961 a) in Libochowitz (heute Libochovice) in Böhmen geboren. Sein Vater war Verwalter bei einer Besitzung des böhmischen Adelsgeschlechts Dietrichstein. Schon mit 6 Jahren verlor Purkyně seinen Vater. Die wirtschaftliche Situation war dadurch schwierig geworden, so daß seine Mutter den Besuch eines Gymnasiums in einer fremden Stadt nicht ermöglichen konnte. Deshalb besuchte er mit Unterstützung von Fürst Dietrichstein (Matoušková 1961) in Mikulov (Mähren) das von Piaristen gegründete Gymnasium (1801–1804). Im Streben nach weiterer geistiger Bildung trat er dem Piaristen-Orden bei, um Ordenspater zu werden. Im 18. Jahrhundert waren gut ausgebildete Piaristen ein Gegenpol gegen die Jesuiten mit ihren dogmatischen Vorstellungen über Gesellschaft, Kultur und Wissenschaft (Kotek u. Nikliček 1987).

Von 1804 bis 1805 war er Novice im Kloster Stará Voda in Nord-Mähren. Anschließend unterrichtete er als geistlicher Lehrer (Bruder Silverius) im Piaristen-Gymnasium in Strážnice (Südmähren). 1806 bis 1807 studierte er Philosophie in Leitomischl (heute Litomyšl). In der Bibliothek der verschiedenen Einrichtungen des Piaristenordens ergab sich reichlich Gelegenheit zur geistigen Weiterbildung. Er las mit besonderem Interesse die Bücher deutscher Dichter und Philosophen und tschechische Schriften. Von besonderer Bedeutung waren für Purkyně die Werke von I. Kant, J. G. Fichte und F. W. Schelling. Während die Philosophie von Kant ihm nicht nahe stand, war er von dem deutschen Philosophen Fichte besonders beeindruckt (Kotek u. Nikliček 1987) und zwar von den folgenden beiden Schriften "Einige Vorlesungen über die Bestimmung des Gelehrten" (1794) und ferner „Über die Bestimmung des Menschen zu unbeschränkter seelischer Freiheit" (1800).

Das Studium der neuen deutschen Literatur und der entsprechenden Schriften anderer Länder, besonders die Publikationen von Fichte sowie sein ständig wachsendes Bedürfnis nach naturwissenschaftlicher Bildung ließen ihn erkennen, daß die freie Entfaltung des Geistes ohne Reglement der Obrigkeit des Ordens entschieden mehr seinen Lebenszielen entsprach. So verließ er 1807 vor Ablegung des Mönchgelübdes den Piaristenorden und wanderte zu Fuß über Prag nach Libochovice zurück.

3. Studium in Prag

Das Philosophiestudium in Prag (1807) finanzierte Purkyně durch Privatunterricht bei wohlhabenden Familien. Nach Abschluß des Studiums wurde er 1810 von Baron Hildprandt in Blatná als Erzieher seines Sohnes aufgenommen. Die große Bibliothek im Hause von Hildprandt ermöglichte Purkyně in diesen Jahren seinen geistigen Neigungen weiter nachzugehen.

Besonders eifrig studierte er jedoch die Werke von Rousseau und Pestalozzi und begriff, welche Macht eine sinnvolle pädagogische Arbeit darstellt, die er zur Verbreitung naturwissenschaftlicher Bildung nutzen wollte. Als junger Mann sammelte er Pflanzen, Käfer, Schmetterlinge und bestimmte diese nach Büchern (Teich 1962). Die beste Möglichkeit für die Aneignung naturwissenschaftlicher Kenntnisse bot in damaliger Zeit das Medizinstudium, das er, unterstützt von Baron Hildprandt, im Alter von 26 Jahren an der Medizinischen Fakultät in Prag begann. Purkyně war trotz der ungünstigen räumlichen Bedingungen am meisten an den Vorlesungen über Anatomie von Prof. Dr. I. G. Ilg (1771–1836) interessiert.[15] Er hörte ferner im 1. Jahr des Studiums Naturgeschichte des Tierreiches, Mineralogie, Zoologie, Botanik und im zweiten Jahr Anatomie mit Physiologie und Chemie. Ab 3. Jahr folgten die klinischen Fächer. Das Hauptinteresse galt jedoch den theoretischen Fachgebieten. Schon während der klinischen Ausbildung arbeitete Purkyně in der chirurgischen Klinik bei Prof. Dr. Ignaz Fr. Fritz (1778–1841), der ein ausgezeichneter Operateur war und Purkyně sehr schätzte. Nach Beendigung des Medizinstudiums wurde er Assistent und Prosektor bei dem Anatomen Professor Ilg und dem Physiologen Professor Rottenberger (1760–1834).

Während des Studiums arbeitet er an seiner Dissertation, die er 1818 mit dem Thema „Beiträge zur Kenntnis des Sehens in subjectiver Hinsicht" abschließen konnte. Die Dissertation widmete er Baron Hildprandt: „Dem edlen Menschenfreunde seinem, grossmüthigen Wohltäter." [15] Sie erschien 1819 in gedruckter Form. Purkyně zeigt mit dieser Arbeit, daß er über eine besonder Fähigkeit zur Selbstbeobachtung verfügt. Die Dissertation war in der damaligen Zeit eine seltene Ausnahme, da sie frei von der damals herrschenden spekulativen Naturphilosophie war. So wurde Purkyně zum Begründer des exakten Subjektivismus in der Physiologie (Kruta 1962 a).

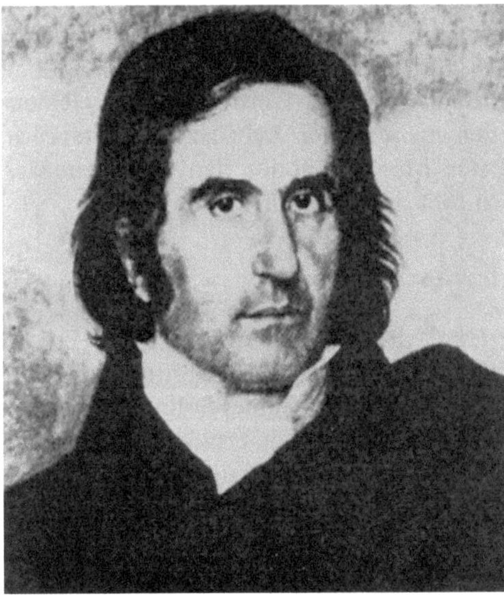

Abb. 2 Prof. Dr. Georg Ilg (1771–1836), Anatom in Prag. Hervorragender Vertreter der anatomischen Präparationskunst. Verfasser der Monographie: Grundlinien der Zergliederungskunde des menschlichen Körpers. Prag 1811. Gegner der Naturphilosophie. Aus Kotek, V. und Nikliček, L. Jan Evangelista Purkyně. Academia Praha 1987.

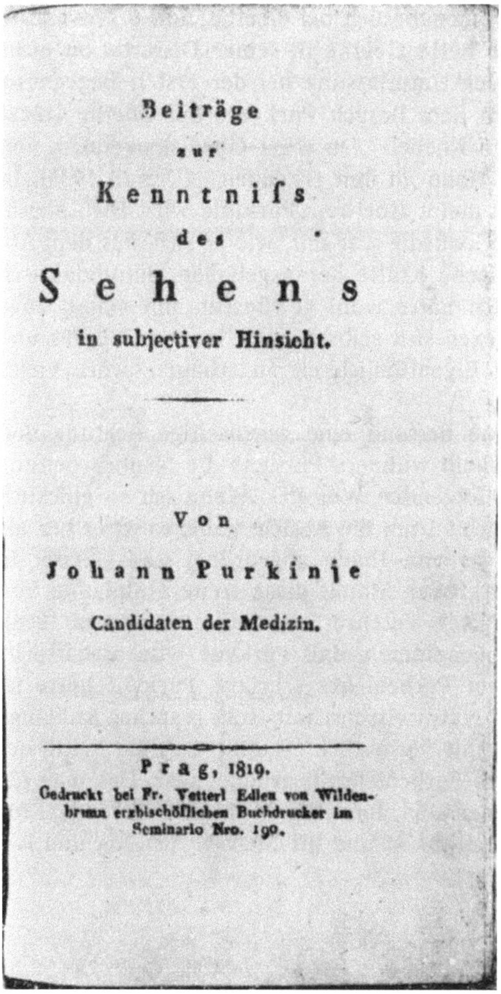
Beiträge
zur
Kenntniſs
des
Sehens
in subjectiver Hinsicht.

Von
Johann Purkinje
Candidaten der Medizin.

Prag, 1819.
Gedruckt bei Fr. Vetterl Edlen von Wildenbrunn erzbischöflichen Buchdrucker im Seminario Nro. 190.

Abb. 3 Titelseite der Dissertation Purkynĕs, die er am 30. November 1818 verteidigte.

4. Begegnung mit Goethe

Im August 1820 hatte Goethe (1749–1832) in Weimar von der Dissertation von Purkyně erfahren und war wegen seiner eigenen Arbeit (Farbenlehre) an dieser Dissertation besonders interessiert. Er bat seinen Freund Staatsrat Christian Ludwig Friedrich Schultz (1772–1853), der Anhänger von Goethes Farbenlehre war, um einen Bericht über diese Arbeit. Daraufhin schickte Schultz ein Exemplar an Goethe, der sich eingehend mit dieser Arbeit befaßte. Schultz war es auch, der die Begegnung von Purkyně mit

Goethe vermittelte und kündigte den Besuch bei Goethe zum 6. November 1822 an (Urzidil 1965). Purkyně hatte Goethe in seiner Dissertation nicht zitiert, doch kam es wegen dieser Unterlassung bei der ersten Begegnung zu keinerlei Mißstimmung. Nach dem Besuch Purkyněs bei Goethe (1822) schreibt dieser in einem Brief an Knebel: „Du wirst einen denkenden, von innen heraus höchst gebildeten Mann an ihm erkennen." (Urzidil 1965). In einem weiteren Brief an Knebel meint Goethe: „Purkinje wird Dich gleichfalls sehr interessiert haben. Merkwürdig war mir, wie er sich, aus dem Abgrund des Pfaffentums durch eigene Kräfte herausgehoben, autodidaktisch entwickelt und gebildet ..." „Ich hätte wohl gewünscht, ihn einige Tage festzuhalten; die große Treue gegen sich selbst, seines inneren Wesens und konsequenten Wirkens in aller Eigentümlichkeit zu schauen, wäre vieles Wert gewesen."

Zwischen Goethe und Purkyně bestand eine gegenseitige Achtung und Bewunderung (Kruta 1962). Deshalb widmete Purkyně die Neubearbeitung seiner Dissertation Goethe mit folgenden Worten: „Wenn ich so glücklich war, einige Funde zu tun und noch zu tun die Absicht habe, so ist es nur als ein Tagewerk zu betrachten, was von Ihnen angeordnet und geleitet in Wirklichkeit tritt. Nehmen Sie, großer Mann, diese treue Huldigung von einem Ihrer kleinsten aber innigsten Verehrer" (Urzidil 1965, Kruta 1968). Wahrscheinlich hatte Goethe angenommen, daß Purkyně wissenschaftliche Beweise für die Richtigkeit seiner Farbenlehre erbringt. Purkyně hatte jedoch als Vertreter einer exakten Naturwissenschaft trotz mancher Anklänge zur Romantik und Naturphilosophie vermutlich erkannt, daß die Kritik der Fachgelehrten gegenüber Goethes Farbenlehre begründet war. Das mag für Goethe eine Enttäuschung gewesen sein, hinderte ihn aber nicht daran, für Purkyně als große Forscherpersönlichkeit und als Mensch Achtung und Anerkennung zu empfinden.

5. Bewerbung um eine Professur

Purkyně versuchte, auch ermuntert durch die gute Resonanz auf seine Dissertation, eine Position zu erlangen, die es ihm ermöglicht, seine wissenschaftlichen Pläne zu realisieren. Entsprechende Bewerbungen für „Materia medica" (Heilmittelkunde) in Prag (1820) und für Anatomie in Pest (1821) und für das gleiche Fach in Graz (1822) waren fehlgeschlagen.

Im Jahre 1822 fand in Leipzig die Gründungsversammlung der Gesellschaft Deutscher Naturforscher und Ärzte statt. Sajner (1964) weist in diesem Zusammenhang darauf hin, daß durch die Reden Fichtes an die deutsche Nation auch im tschechischen Sprachgebiet Chancen für die Förderung der eigenen Nation gesehen wurden. Deshalb war die österreichische Regierung bemüht, den Kontakt der tschechischen Intelligenz mit Deutschen zu verhindern. Purkyně und sein Freund Karl Bořivoj Presl passierten die Grenze ohne Paß (Kotek u. Niklicek 1987) und nahmen an dieser Versammlung teil. Purkyně wurde dadurch eines der 21 Gründungsmitglieder dieser Gesellschaft.

Von dem preußischen Generalarzt und Direktor der Chirurgischen Klinik der Charité, Prof. Dr. J. W. Rust (1775–1840), der mit dem Lehrer Purkyněs, dem Prager Chirurgen Prof. Ignaz Fr. Fritz (1778–1841) gut bekannt war, hatte Purkyně erfahren, daß die Lehrstelle für Physiologie in Breslau neu zu besetzen war. Deshalb reiste Purkyně im Anschluß an die Leipziger Tagung nach Berlin. Hier lernte er den Regierungsbevollmächtigten für das Hochschulwesen im preußischen Ministerium der geistlichen, Unterrichts- und Medicinalangelegenheiten Johannes Schulze (1786–1869) [33] und andere Persönlichkeiten kennen. Von besonderer Bedeutung für Purkyně war jedoch die Begegnung mit dem Berliner Anatomen und Physiologen Karl Asmund Rudolphi (1771–1832), der der erste ordentliche Professor für Anatomie und Physiologie an der neuen Berliner Universität war. Er war Direktor des anatomischen Theaters und des anatomisch-zootomischen Museums vom Gründungsjahr der Berliner Universität 1810 bis 1832. Sein Nachfolger wurde sein Schüler Johannes Müller, der wie Rudolphi Anatomie und Physiologie vertrat.

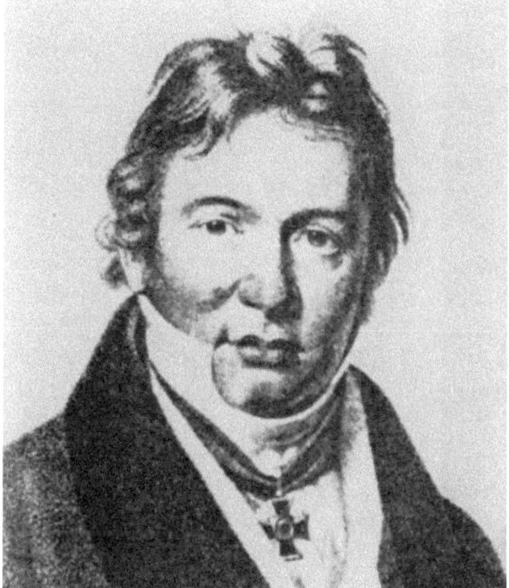

Abb. 4 Prof. Dr. Johann Nepomuk Rust (1775–1840). Generalarzt der preußischen Armee und Direktor der chirurgischen Klinik der Charité 1821–1840. Rust, der Berliner Anatom C. A. Rudolphi und Johannes Schulze können als Berliner Freunde Purkyněs angesehen werden. Aus Kotek, V. und Niklíček, L.: Jan Evangelista Purkyně. Academia Praha 1987.

Wie Matoušek (1961 a) auf der Grundlage eines Quellenstudiums in den Berliner und Prager Archiven betont, hatte Goethe keinen unmittelbaren Einfluß auf die Berufung Purkyněs nach Breslau. Vielmehr dürfte die Empfehlung Rudolphis, der Purkyněs wissenschaftliche Leistung sehr schätzte, maßgebend für die Entscheidung von Minister Karl Freiherr von Stein zum Altenstein (1770–1840) gewesen sein, Purkyně zu berufen (Teich 1962). Der Brief von Rudolphi an Minister von Altenstein, den Witte (1941/42) veröffentlicht hat, weist aus, daß Purkyně mehrere Fachgebiete so beherrschte, daß er nach Meinung Rudolphis diese im Rahmen einer Professur vertreten kann: „Euer Excellenz haben für die Lehranstalten eine so große Sorgfalt, und haben dieselbe, auf das Neue bey der zu besetzenden Lehrstelle in Breslau so lebhaft gezeigt, daß ich es für meine Pflicht halte, Eure Excellenz untertänigst zu melden, daß der Doktor Purkinje, Verfasser der Schrift über das subjective Sehen, und eines Aufsatzes über den Schwindel, von dem bey Besetzung jener Stelle die Rede war, hierher gekommen und noch hier ist, so daß ich näher über ihn berichten kann. Ich bin sowohl auf dem Museum, als

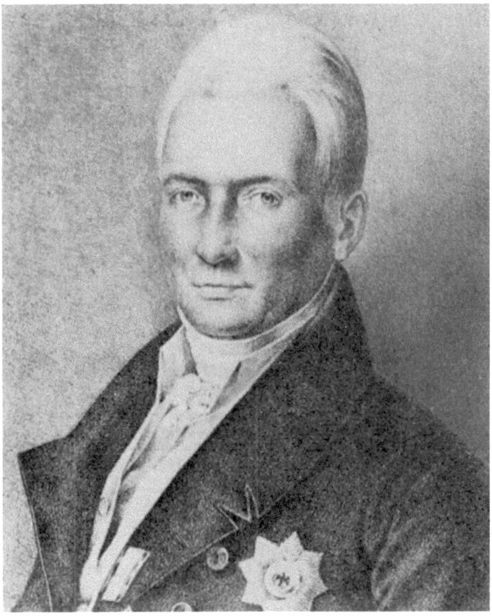

Abb. 5 Karl Freiherr von Stein zum Altenstein (1770–1840). Minister für die geistlichen Unterrichts- und Medizinal-Angelegenheiten. Zuständig für die Berufungspolitik an preußischen Universitäten in ständiger Zusammenarbeit mit seinem engsten Mitarbeiter, Ober-Regierungsrat Johannes Schulze. Setzte die Berufung Purkyněs auf den Lehrstuhl für Physiologie und Pathologie in Breslau gegen den Willen der Fakultät durch. Aus Wissenschaft in Berlin, Dietz Verlag 1887.

in meinem Hause viel mit ihm zusammen gewesen, und habe ihn überall wo von Anatomie, Physiologie, Pathologie die Rede war, sehr tüchtig gefunden. Es ist ein Mann von sehr ernstem Streben; Mancher möchte es sogar etwas pedantisch finden, allein das ist nur der lebendige Eifer, der sooft durchbricht: Wollte Gott, alle Gelehrten wären in dem Sinn pedantisch. Er spricht sehr gut, und hat schon einen Professor supplieren müssen, hält auch lateinische und deutsche Vorlesungen, und ist schon zweymal zu einer Professur (der Physiologie in Pesth) (und der Anatomie in Grätz) in Vorschlag gewesen. Auf jeden Fall würde die Stelle in Breslau durch ihn sehr gut besetzt, falls Euer Excellenz nicht schon andere Absichten deshalb hegen. Er ist 35 Jahre alt. Auf jeden Fall hoffe ich, daß Euer Excellenz dieses mein gehorsamstes Schreiben nur als einen Beweiß meiner Verehrung ansehen werden, mit der ich die Ehre habe zu seyn Euer Excellenz untertänigster Dr. K. A. Rudolphi.„

Am 11. Januar 1823 unterzeichnete König Friedrich III. von Preußen die Urkunde zur Berufung Purkynēs als Professor für Physiologie und Pathologie an die Universität Breslau. Purkyně hatte diese Berufung als einen besonderen Glücksfall empfunden, und Kruta (1962) äußert sich hierzu: „Er wurde Professor an einer der geachtetsten deutschen Universitäten in einem Fach, das ihm seit seiner Jugend am Herzen lag, mit einem hinreichenden Gehalt, in einem Land, das er – zum Unterschied von Metternichs Österreich – für erträglich freigesinnt hielt. Seine vielversprechend begonnene und sich so hoffnungsvoll entfaltende wissenschaftliche Laufbahn erhielt durch eine akademische Stellung eine formale und materielle Grundlage."

6. Beziehung zu Berlin

Die Berufung Purkynēs erfolgte, wie John (1959) berichtete und wie auch aus anderen Quellen eindeutig hervorgeht, gegen den Willen der Breslauer Fakultät. Da auch andere Gelehrte, die bereits eine Professur inne hatten, als Bewerber auftraten, ist die Entscheidung des Ministers Freiherr von Stein zum Altenstein (1770–1840) durchaus beachtlich. Die Äußerung von Kruta (1961) ist deshalb sehr verständlich: „Rudolphi, Schulze und von Altenstein verdienen noch heute unsere Bewunderung und volle Anerkennung. Sie waren imstande, den befähigsten Bewerber auszusuchen und ihn gegen den Willen der Fakultät durchzusetzen, obwohl er ein Bürger der oesterreichisch ungarischen Monarchie, also Ausländer war und nicht eine genügende formale Qualifikation im Vergleich mit einigen einheimischen Dozenten oder Professoren hatte." John (1959) bezeichnet Schulze und Rust als Berliner Freunde Purkynēs.

In dieser Zeit hatte Purkyně mehrfach Rudolphi im anatomisch-zootomischen Museum und in seiner Wohnung besucht. Rudolphi war eine geachtete

Persönlichkeit im damaligen Berlin, der am wissenschaftlichen Leben in der Stadt regen Anteil nahm. Er war ein Vertreter der exakten naturwissenschaftlichen Forschung und lehnte spekulative Denkrichtungen ab. Auf dieser Grundlage kamen sich beide Männer näher, und es entwickelte sich allmählich ein ausgesprochen freundschaftliches Verhältnis. Durch Rudolphi lernte Purkyně weitere bedeutende Persönlichkeiten in Berlin kennen, wie Johannes Müller (1801–1858), Christoph Wilhelm Hufeland (1762–1836), Alexander Freiherr v. Humboldt (1769–1859) und den berühmten schwedischen Neurohistologen Gustav Retzius (1796–1860).

Als Purkyně im September 1828 am Kongreß der Deutschen Naturforscher und Ärzte in Berlin teilnahm, bot sich erneut die Gelegenheit der Begegnung mit bedeutenden Wissenschaftlern. Hier traf er den Anatomen und Physiologen Ernst Heinrich Weber (1795–1878) aus Leipzig und Carl Ernst von Baer (1792–1876). Die in Berlin ansässigen bekannten Persönlichkeiten sollten nicht nur durch die Berufung nach Breslau eine Bedeutung im Leben Purkyněs erlangen, sondern die Familie Rudolphi bereicherte auch sein ganz persönliches Leben. Rudolphi hatte zwei intelligente, sehr gut aussehende Töchter, die in der geistigen Atmosphäre der Familie Rudolphi aufgewachsen waren und durch ihren Vater viel Verständnis für das Leben eines Wissenschaftlers aufbrachten. Während der zahlreichen Besuche seit 1822 hatte Purkyně besonders die ältere Tochter Julia Agnes Rudolphi (1800–1835) schätzen gelernt, die er schließlich 1827 heiratete.

Es war eine sehr glückliche Ehe, da Julia viel Verständnis für die wissenschaftliche Arbeit ihres Mannes aufbrachte und ihn in seiner Arbeit unterstützte. Wir verdanken Matoušek (1961) die Veröffentlichung einiger Briefe der Familie Purkyně. Julia schrieb in einem dieser Briefe: „Ich fühle mich so reich, wenn ich um mich herum soviel Liebe, soviel Glück sehe, von meinen Kindern und meinem Mann, mit dem ich mich so gut verstehe." Wie so oft gebührt dem Ehepartner im Leben eines Wissenschaftlers das Verdienst, eine Atmosphäre im persönlichen Leben zu gestalten, welche für schöpferische wissenschaftliche Arbeit Voraussetzung ist. Es ist deshalb nicht gerechtfertigt, in Würdigungen von Wissenschaftlern den Anteil der Frau am gemeinsamen Leben unerwähnt zu lassen, wie dies bei Heidenhain (1888) in der Allgemeinen Deutschen Biographie feststellbar ist. Im erfreulichen Gegensatz dazu steht die Biographie von John (1959).

Bedauerlicherweise währte dieses familiäre Glück nur wenige Jahre 1832 starb Purkyněs Schwiegervater Rudolphi. Die beiden Töchter der Familie Purkyně starben während der Choleraepedemie in Breslau. 1834 starb Purkyněs Mutter und ein Jahr später seine Frau Julia im Alter von 35 Jahren, wahrscheinlich an Typhus. Wie schwer Purkyně dieser Verlust getroffen hat, erkennen wir aus einem von Matoušek (1961) veröffentlichten Brief Purkyněs vom 12. Februar 1835 an Julias Bruder: „Heute gegen 1/4 auf Sechsen schöpfte sie Julia den letzten Atemzug. Behalte lieb deinen armen Purkinje."

Purkyně blieben nur seine beiden Söhne Karel (fast 1 Jahr) und Emanuel (3 Jahre). Sein Sohn Karel wurde ein bedeutender Maler und Emanuel wurde Professor der Botanik. Purkyně hat nicht wieder geheiratet, weil er der Meinung war, daß Julia nicht ersetzbar sei.[15] Auf Bildern, die Purkyně in seinem Arbeitszimmer zeigen, sieht man aus diesem Grunde auch das Bild seiner Frau.

7. Die Breslauer Zeit

Nach Einschätzung von Sajner (1961 a) waren „die Breslauer Jahre sicher in seinem Leben die glücklichsten", wobei Sajner auf die glücklichen Ehejahre Bezug nimmt. Da die Berufung jedoch gegen den Willen der Fakultät von den preußischen Behörden durchgesetzt worden war, ergaben sich verständlicherweise auch manche Probleme. Weil kein Institut für Physiologie existierte, sollte Purkyně im Anatomischen Institut untergebracht werden. Über das Verhalten des damaligen Direktors des Anatomischen Institutes Prof. Otto (1786–1845) gibt es widersprüchliche Meinungen. Er überließ Purkyně lediglich einen Sektionsraum, so daß dieser seine Privatwohnung für die Forschung nutzen mußte. Nach John (1959) stellte Prof. Otto Purkyně als überflüssiges Mitglied der Fakultät dar. Er schlug auch vor, daß Prof. Treviranus gleichzeitig Vorlesungen über Physiologie halten sollte. Das Verhalten der Breslauer Fakultät wurde von dem preußischen Ministerium scharf kritisiert: „... Das Ministerium gibt der medicinischen Fakultät auf die durch den außerordentlichen Regierungs-Bevollmächtigten Herrn Geheimen Regierungs-Rath Neumann anher eingereichten Vorstellungen vom 14ten und 28ten Januar c. die Berufung des Dr. Purkinje an die dortige Universität betreffend, hierdurch zu erkennen, daß auf selbige keine Verfügung erfolgen kann. Sollte aber die medicinische Fakultät das Ministerium noch einmal mit einer ähnlichen grundlosen und unangemessenen Vorstellung behelligen, so wird dasselbe nicht umhin können, statt der Schonung, die es gegenwärtig noch beweist, sehr empfindliche Maßregeln gegen die Fakultät eintreten zu lassen.
Berlin, den 7ten Maerz 1823.
Ministerium der geistlichen, Unterrichts- u. Medicinal-Angelegenheiten. (gez.) von Altenstein."

Außerdem setzte sich der engste Mitarbeiter von Minister von Altenstein, Johannes Schulze, in Berlin dafür ein, daß Purkyně ein eigenes Institut erhalten sollte.

Ein günstiges Urteil über Prof. Otto stellt dagegen Matoušek (1961) auf der Grundlage von Aktenstudien aus. Nach diesem Autor kämpfte Otto selbst um ein neues Gebäude für das Anatomische Institut und wollte von dem bisher schon unzureichenden Gebäude nicht gern einen Teil seines Institutes abgeben. „Otto wird ansonsten immer als sympathisch geschildert" (Matoušek 1961). Außerdem weist dieser Autor darauf hin, daß zwischen der Gattin Purkyně's und einer Tochter Otto's ein herzliches Verhältnis bestand. Allerdings berichtete Purkyně in einem Brief vom 30. 8. 1841[18] selbst über Schwierigkeiten, die sich von Seiten des Anatomischen Institutes ergaben.

Aus den Berichten (Purkyně 1841) über das physiologische Institut in Breslau [12] ergibt sich, daß die Situation für Purkyně durchaus nicht so günstig war, wie er zur Zeit der Berufung annahm. Bereits 1831 stellte er einen Antrag auf Errichtung eines Physiologischen Institutes, das es damals in Preußen noch nicht gab. Als der Neubau des Anatomischen Institutes erfolgte, sollte Purkyně entsprechend berücksichtigt werden. Nach Fertigstellung waren jedoch alle Räume für andere Zwecke vorgesehen. Dabei muß man feststellen, daß die Forderungen Purkyněs zur Errichtung des Physiologischen Institutes sehr bescheiden waren. Das Institut sollte lediglich folgende Einrichtungen [15] aufweisen:

1. Ein Amphitheater als Hörsaal mit Abstellraum
2. Einen großen hellen Raum mit zwei Südfenstern für mikroskopische Untersuchungen
3. Ein chemisches Labor
4. Einen Raum für den Professor und einen weiteren für einen Helfer
5. Einen Anbau für Tiere

Nach vielen Bemühungen erreichte Purkyně schließlich, daß durch Umbau eines alten Gebäudes ein Physiologisches Institut in Breslau errichtet wurde, wenn auch die Realisierung weit hinter seinen „Idealen zurückgeblieben ist." [18] So konnte das erste selbständige Institut für Physiologie am 8. 11. 1839 eröffnet werden. (Abb. 6)

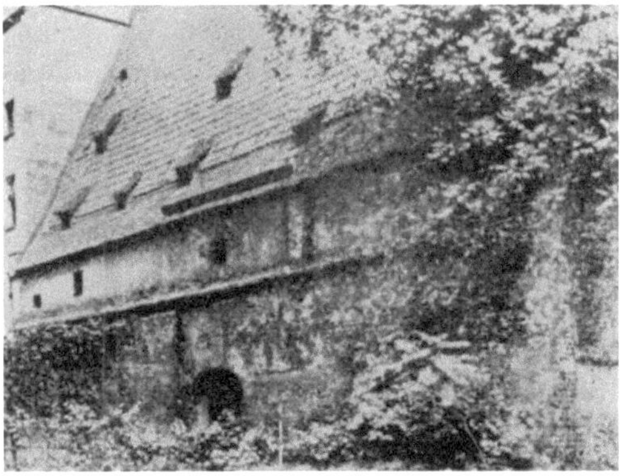

Abb. 6 Das erste physiologische Institut in Breslau. Eröffnet 1839 durch Purkyně. Aus Opera omnia VII Prag (1958).

Nach Matoušek (1961) wurde das Gebäude später wegen der besonders ungünstigen Lichtverhältnisse als Karzer und später Lagernebengebäude verwendet. Schon vor dem 2. Weltkrieg war das Gebäude verlassen. Heute erinnert eine Gedenktafel an einem Mauerrest dieses Instituts an Jan Evangelista Purkyně.

8. War Purkyně nur Physiologe?

In den meisten Nachschlagewerken, Lexika etc. wird Purkyně als Physiologe bezeichnet. Richtig ist, daß er nach Breslau als Professor für Physiologie und Pathologie berufen wurde. Auch in Prag wurde er 1850 Professor für Physiologie, während bei Jahn et al. (1982) zu lesen ist, daß er in Prag als Professor für Anatomie und Physiologie berufen wurde. Allerdings ist die offizielle Bezeichnung des Fachgebietes in der Berufungsurkunde kein Hinweis darauf, welches Fachgebiet im Hinblick auf unsere heutige Klassifikation der medizinischen Disziplinen vertreten wurde. Um diese Frage zu klären, muß das Lehr- und Forschungsgebiet Berücksichtigung finden.

Betrachten wir zunächst, welche Wissensgebiete die Vorlesungen von Purkyně beinhalten. Purkyně [19] gliedert das Fachgebiet Physiologie folgendermaßen:

I. Allgemeine Physiologie

II. Spezielle Physiologie mit 6 Teilgebieten.

1. Die physiologische Morphologie, welche teils den Gang der Entwicklung des Organismus von der Zeugung aus, durch alle Epochen des Embryonallebens, ferner durch verschiedene Alterstufen beschreibt, ... die Formen des Menschlichen mit den übrigen Organismen parallelisiert; ...
2. Die physiologische Physik
3. Die physiologische Chemie
4. Die physiologische Dynamik
5. Die physiologische Psychologie
6. Die physiologische Anthropologie

An anderer Stelle weist Purkyně ebenfalls eindeutig aus, daß er die Morphologie als sein Lehrgebiet betrachtet. „So teilte ich den Vortrag der Physiologie längst in besondere Doktrinen ein, als:

1. Morphologie (Anatomie, Mikroskopie, Entwicklungsgeschichte)
2. Physiologische Physik (Mechanik, Statik, Hydrodynamik, Akustik, Optik)
3. Physiologische Chemie
4. Physiologische Dynamik (Einfluß der allgemeinen physischen Agentien auf den Organismus, Wirkung der demselben eigentümlichen organischen Kräften)
5. Physiologische Psychologie

Dieses System scheint mir das geeignetste, um danach die Zwecke, Mittel und Arbeiten eines physiologischen Institutes zu regulieren" (Purkyně 1844 a).

In Übereinstimmung mit dieser Gliederung des sehr weit gefaßten Fachgebietes Physiologie las Purkyně neben Vorlesungen über Physiologie z. B. im Winter-Semester 1850/1851 „Entwicklungsgeschichte des Menschen mit besonderer Rücksicht auf die Entwicklung der höheren und niederen Thiere" und ferner „Histologie des menschlichen Körpers mit Anleitung zu praktischen Übungen." [17] Für die Vorlesungen wurden „mikroskopische Präparate von fast allen Geweben des menschlichen Körpers und zwar fast jedesmal aus frischen Leichen angefertigt, so daß die Studierenden einen guten Ueberblick über die allgemeine Strukturlehre gewannen." (Pappenheim 1843).

Diese Darstellung zeigt, daß Purkyně den Begriff „Physiologie" sehr weit faßte und dabei Fachgebiete der medizinischen Grundausbildung einschloß, die heute selbständige Disziplinen sind. Auch das wissenschaftliche Werk, das hier nur in einem sehr kurzen Überblick dargestellt werden kann, wird zeigen, daß Purkyně im Vergleich zum Kenntnisstand der damaligen Zeit auch Histologie und Entwicklungsgeschichte souverän beherrschte. Das ergibt sich auch eindeutig aus der „Memorial Address" zur 200. Wiederkehr des Geburtstages von Purkyně, welche die Medizinische Fakultät der Karls Universität in Prag (1987) veröffentlicht hat (Kuthan et al. 1987). In dieser Publikation ist ein sehr guter Überblick in Kurzfassung über das wissenschaftliche Werk Purkyněs zur Physiologie, Pharmakologie, Histologie, Anatomie und Embryologie enthalten. Es gibt demnach keinen Zweifel, daß Purkyně auch die Anatomie als Lehrgebiet vertrat, wobei er dieses Fachgebiet als Teil der Physiologie betrachtete. Das geht auch aus einem Brief [20] an den preußischen Minister 1839 hervor: „Ein wesentlicher Bestandteil der wissenschaftlichen Beschäftigung der Physiologie ist die Anatomie des Menschen und der Tiere in ihrer besonderen Richtung auf Physiologie."

Nach Purkyně (1839) muß das Physiologische Institut das Recht haben, eine nach Verhältnis beschränkte Anzahl von Leichen aus den öffentlichen Krankenanstalten beziehen zu dürfen. [20] Auch bestimmte Präparate der vergleichenden Anatomie hält Purkyně in einem physiologischen Institut für erforderlich, und er fordert auch eine entwicklungsgeschichtliche Sammlung von ganzen Embryonen und einzelnen Organen. [20] Purkyně vertrat also nicht nur Physiologie, mikroskopische Anatomie und Embryologie, sondern auch Teilgebiete der makroskopischen Anatomie. Die makroskopische Anatomie interessierte ihn stets in Verbindung mit funktionellen Gesichtspunkten. So nutzte er die stroboskopische Scheibe, um Bewegungsabläufe des Herzens anschaulich darzustellen. (Abb. 7) Das von Purkyně konstruierte Gerät, das er Kinesiskop nannte, gestattet die auf einer drehbaren Scheibe gezeichneten unterschiedlichen Figuren durch Schlitze zu betrachten, so daß Bewegungsvorgänge simuliert werden konnten.

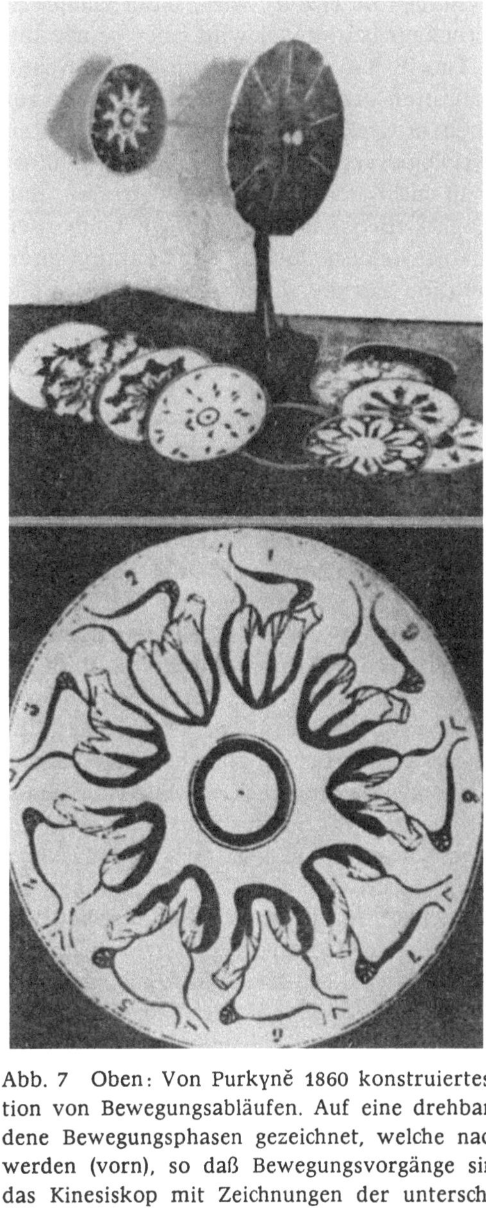

Abb. 7 Oben: Von Purkyně 1860 konstruiertes Gerät (Kinesiskop) zur Demonstration von Bewegungsabläufen. Auf eine drehbare Scheibe (hinten) werden verschiedene Bewegungsphasen gezeichnet, welche nacheinander durch Schlitze betrachtet werden (vorn), so daß Bewegungsvorgänge simuliert werden. Unten: Scheibe für das Kinesiskop mit Zeichnungen der unterschiedlichen Phasen der Herzaktionen. Aus Opera omnia VIII Prag (1960).

Wenn Purkyně lediglich als Physiologe bezeichnet wird, dann entspricht diese Bezeichnung zwar seiner Ernennungsurkunde, wird aber seiner tatsächlichen Leistung nicht gerecht. Gewiß hat es in früheren Zeiten Anatomen gegeben, welche lediglich Strukturen und Formen ohne Beziehung zur Funktion beschrieben, jedoch haben progressive Anatomen auch zur Zeit Purkyněs stets Anatomie *und* Physiologie vertreten (z. B. Johannes Müller, Rudolphi usw.). Deshalb kann man nicht den Standpunkt vertreten, daß Purkyně auch in seinen morphologischen Arbeiten Physiologe blieb, weil er „nicht nur am Studium der Struktur, sondern auch an der Funktion interessiert" war. Wenn diese Argumentation zutreffend wäre, dann müßten alle Anatomen als Physiologen bezeichnet werden!

9. Beziehungen zum Mikroskop und zur mikroskopischen Technik

In seiner Bearbeitung des Stichwortes „Mikroskop" (Purkyně 1844 b) im Handwörterbuch der Physiologie (Wagner 1844) meinte Purkyně, daß dieses Gerät einerseits zu reinem Vergnügen benutzt wird und andererseits zur wissenschaftlichen Arbeit. Dem Benutzer würde die Natur ihre Geheimnisse offenbaren, und es werden „Schönheiten" entdeckt, „die dem profanen Auge verborgen bleiben." Er erwähnt, daß der Mikroskopiker vom Fach daran denken sollte, „für eine gebildete Gesellschaft zum Vergnügen und zur leichten Belebung mikroskopische Demonstrationen" zu veranstalten. Er ist von der Bedeutung der mikroskopischen Arbeit so überzeugt, daß er diejenigen ermahnt, welche ein Mikroskop „als Prunkstück, als elegantes Hausmöbel" angeschafft, dieses Gerät „einsamen mittellosen Forschern zum Gebrauch zu überlassen." Voller Begeisterung meint Purkyně, daß das Forschungsgebiet der Mikroskopie jenen Geist erkennen läßt, „der uns aus der großen Natur allenthalben entgegenweht." Anklänge der romantischen Naturphilosophie sind erkennbar, wenn er schließlich formuliert: „Denn der Geist hat nur Freude am Geistigen, darin liegt das Wesen aller wahren Liebe, so auch in der Naturforschung. Nur so gewährt der Gegenstand geistige Freiheit und erhält selbst den Charakter der Persönlichkeit, dessen Wesen die Freiheit ist." Die schwärmerische Liebe für das Mikroskop ist verständlich, wenn man bedenkt, daß Purkyně seine ersten Arbeiten praktisch nur mit einer Lupe durchführen mußte (Purkyně 1831). Auch der Monographie (Purkyně 1830) „De cellulis antherarum fibrosis ..." liegt eine sehr einfache Optik zu Grunde. In dieser botanischen, seinem Schwiegervater Rudolphi gewidmeten Arbeit befaßt sich Purkyně mit dem Feinbau der Staubblätter und mit der Form der Pollenkörnchen. Kruta (1962) weist in diesem Zusammenhang darauf hin, daß Purkyně sich nicht auf deskriptive Darstellung beschränkte, sondern auch funktionelle Gesichtspunkte berücksichtigte und „daß er also Anatomie und Physiologie in einer für die damalige Zeit völlig neuen dynamischen Konzeption vereinigte." Purkyně vertrat also auch in seinen botanischen Arbeiten Anatomie *und* Physiologie.

Die Konstruktion achromatischer zusammengesetzter Mikroskope, die um 1830 entwickelt wurden, brachte einen stürmischen Fortschritt in der Mikroskopie, und diese Zeit ist etwa mit dem Beginn der breiten Nutzung der Elekronenmikroskopie in der Mitte unseres Jahrhunderts zu vergleichen. Beide Konstruktionen hatten eine Fülle neuer grundlegender Entdeckungen zur Folge. 1832 erhielt Purkyně sein erstes zusammengesetztes Mikroskop der Wiener Firma Plössl. Das Ministerium hatte den Ankauf (200 Thaler) genehmigt (Purkyně 1833 a). Wie Vacek (1986) sehr treffend formuliert, war Purkyně „von der histologischen Forschung völlig gefesselt." Voller Begeisterung berichtet Purkyně über die dadurch sich ergebenden neuen Möglichkeiten der Forschung: „Jeder, der das Mikroskop ernstlich in Gebrauch gezogen, weiß, daß unser Auge dadurch eine Potenzierung erlangt, die alle Grenzen des gewöhnlichen Sehens durchbricht und uns allenthalben neue Welten entstehen läßt. Mit wahrem Heißhunger durchforschte ich nun in kürzester Zeit alle Gebiete der Pflanzen- und Tier-Histologie und erlangte die Ueberzeugung der Unerschöpflichkeit des neugewonnenen Stoffes." [21]

Kurze Zeit nach dem Erhalt dieses Mikroskopes, das er aus Platzmangel in seiner Wohnung benutzte, betont er, daß dieses Gerät „alles übertrifft, was in diesem Kunstfach geleistet worden war." Er meint (1833 a), daß dieses Mikroskop hinsichtlich der Leistungfähigkeit „beinahe nichts mehr zu wünschen übrig behält." [22]

Man muß in diesem Zusammenhang bedenken, daß zu dieser Zeit die Verwendung des Mikroskopes noch keineswegs als bedeutsam für die Forschung anerkannt war. Aus diesem Grunde ist die Aktivität Purkyněs auf dem Gebiet der Mikroskopie als besonders weitsichtig einzuschätzen. In einer Arbeit über den Gebrauch des Mikroskopes betont er ausdrücklich, daß sich die Mikroskopie zu einem „eigenen wissenschaftlichen Kunstfach" entwickelt (Purkyně 1844 c). Auch auf dem Gebiete der mikroskopischen Technik hat sich Purkyně große Verdienste erworben. Sajner (1961 a) hat darüber ausführlich berichtet. Weitere Angaben finden sich bei Studnička (1936). Schon 1823 benutzte Purkyně Holzessig zur Fixierung und 1837 verwendete er Sublimat besonders erfolgreich zur Darstellung der Nervenfasern im mikroskopischen Bild. Zur Färbung wurden Indigo, Karmin und Krapprot (Sajner 1961 a) benutzt. Nach Studnička (1936) handelt es sich hierbei um die Anfänge der histologischen Färbemethode. Ferner konstruierte Purkyně (1834) ein Gerät zur Quetschung der zu untersuchenden Objekte, um die Gewebeteile im Durchlicht untersuchen zu können. Schließlich gab er seinem Mitarbeiter Dr. Oschatz die Anregung, ein Gerät zur Herstellung dünner Schnitte zur mikroskopischen Untersuchung zu konstruieren. Über den

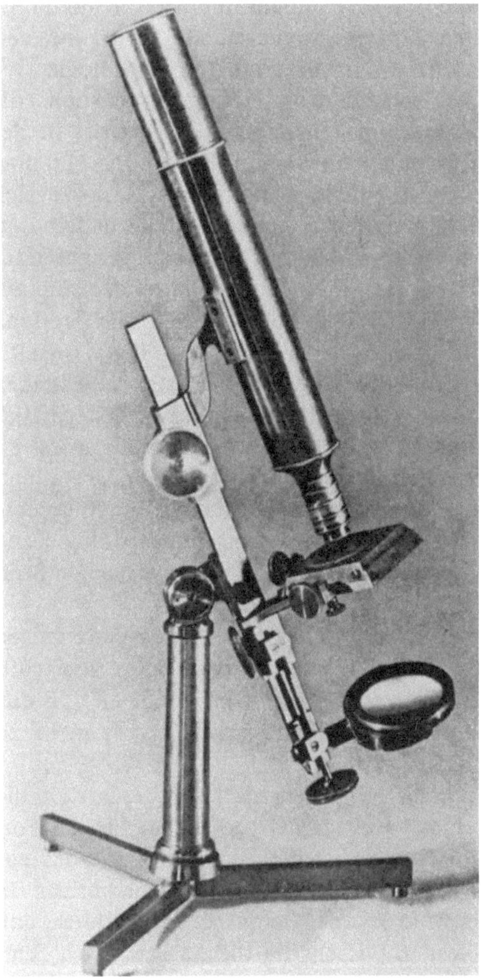

Abb. 8 Zusammengesetztes Mikroskop mit achromatischer Optik der Firma Plössl in Wien um 1850. Das von Purkyně benutzte Plössl-Mikroskop war von einfacherer Konstruktion aus dem Jahre 1832. Die Mikroskope bestanden aus einem Dreifuß mit Säule und einer kippbaren Dreikantstange. Grobeinstellung durch Triebschraube an der Zahnstange. Feineinstellung durch Heben und Senken des Tisches durch Schraube am unteren Ende der Dreikantstange. Aus Otto, L.: Mikroskoptheorie von Ernst Abbe Jena 1973.

Schöpfer des ersten Tellermikrotoms Dr. Adolph Friedrich Oschatz (1812–1857) haben Sajner (1961 b) und Zaunick (1961) ausführlich berichtet.

Wie aufgeschlossen Purkyně neuen Erfindungen gegenüberstand, zeigt sich bei der Nutzung der Laterna magica in Unterricht und Forschung. Purkyně benutzte wahrscheinlich als erster Forscher die Projektion mikroskopischer Präparate in seinen Vorlesungen mit Hilfe des Drummondschen Kalklichtes (Purkyně 1840 a, Sajner 1961 a). Nach Heidenhain (1888) hat Purkyně sogar die projizierten mikroskopischen Präparate (Knochen, Zahn, Knorpel, Fett, Haut, Nerven, Muskeln u. a.) auf Daguerreschen Platten photographisch aufgenommen.

10. Die histologischen Arbeiten

Purkyně war von der Arbeit mit dem Mikroskop offensichtlich so begeistert, daß er keine Zeit fand, die Ergebnisse in umfangreichen Abhandlungen niederzuschreiben. Sicher wird es den meisten Forschern verständlich erscheinen, daß die mikroskopische Arbeit mit dem Eindruck des Vordringens in lockendes Neuland reizvoller ist als die anschließende Schreibarbeit. Vielleicht erklärt sich aus dieser Überlegung die Tatsache, daß Purkyně selbst grundlegende neue Entdeckungen meist nur in sehr kurzen Mitteilungen der Nachwelt hinterlassen hat. Ferner ließ Purkyně viele Fragestellungen auf dem Gebiet der Histologie und mikroskopischen Anatomie durch seine Schüler in Form von Dissertationen bearbeiten. Diese meist umfangreichen Arbeiten tragen nur den Namen des Doktoranden, obwohl Purkyně schon durch seine perfekten Lateinkenntnisse erhebliche Unterstützung gewähren mußte. Alle Arbeiten zeigen die „Handschrift" Purkyněs sehr deutlich, so daß bei diesen Arbeiten in der Literatur mitunter zusätzlich zu dem Namen des Bearbeiters der Dissertation auch der Name Purkyně genannt wird.

10. 1. Beitrag zur Zellenlehre

Im September 1837 trägt Purkyně zur Versammlung deutscher Naturforscher und Ärzte in Prag (veröffentlicht 1838 a) seine Befunde über den Bau der Magen-Drüsen und über die Natur des Verdauungsprozesses vor. Diese Arbeit umfaßt etwa zwei Druckseiten Text und der Titel der Arbeit gibt keinen Hinweis darauf, daß Purkyně hier beachtliche Hinweise zur Entdeckung der tierischen Zelle und zur Beziehung zwischen tierischen und pflanzlichen Zellen gibt. (Abb. 9)

Die Drüsen des Magens beschreibt er mit „Körnchen an den Wänden", die konzentrisch angeordnet sind. Die „Körnchen" seien durchscheinend

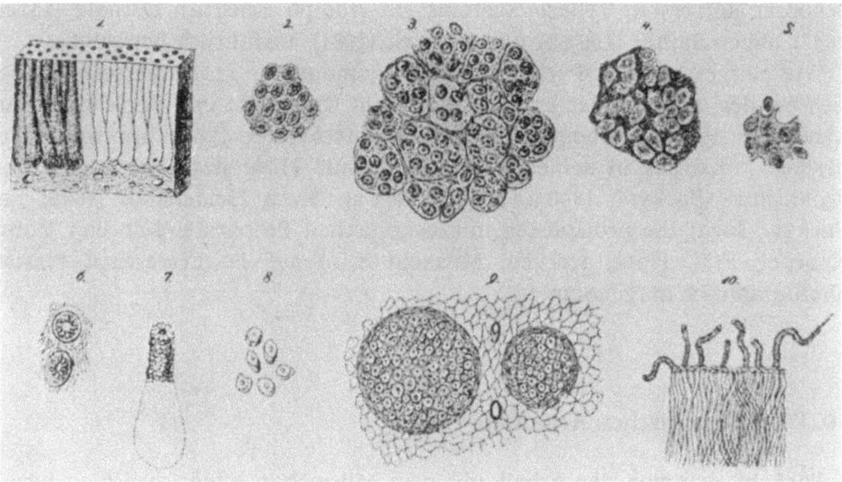

Abb. 9 Magenschleimhaut (1–8) und periphere Nerven (9 u. 10). Aus Purkyně: Bericht über die Versammlung deutscher Naturforscher und Aerzte in Prag im September 1837. 1 Längsschnitt durch die Magenschleimhaut des Menschen bestehend „aus einer Schicht dicht aneinander gedrängter einfacher Drüschen. In jedem dieser Drüschen findet sich nun ein eigener körniger Inhalt (Enchym), dessen Körnchen an den Wänden concentrisch geordnet sind. . . ."
2 Aufsicht auf die Drüsenmündungen an der Schleimhautoberfläche
3, 4 Querschnitt durch „Drüschen"
5, 6 Querschnitt durch einzelne Drüsenschläuche
7 Längsschnitt eines „körnigen Drüsenschlauches"
8 Einzelne „Enchymkörner"
9 Nervenbündel, Querschnitt
10 „aus den Schläuchen der Elementarfäden durch Quetschung hervordringende cylindrische Markfäden" (= Axone)

und zeigen im Inneren „einen kleineren, von der umgebenden Substanz verschiedenen Kern". Diese „Körnchen" beschreibt Purkyně auch in anderen Organen wie Leber, Speicheldrüse, Pancreas, Schleimdrüsen, Ohrenschmalzdrüsen, Niere, Hoden, Nebenhoden, Milz, Thymus, Schilddrüse und Lymphdrüsen. Es gibt auch bei einem Vergleich mit der in der Arbeit vorhandenen Abbildung keinerlei Zweifel, daß Purkyně hier Zellen mit Zellkernen gesehen hat. Nach Purkyně besteht der tierische Organismus aus drei „Elementar-Hauptformen: die flüssige, die körnige und die faserige." Er spricht ferner davon, daß „jedes Zellchen seine vita propria hat und aus dem allgemeinen Safte sich seinen spezifischen Inhalt bereitet, . . ."

G. G. Valentin, ein bedeutender Schüler von Purkyně, der später Professor der Physiologie in Bern war, hatte in Breslau ein besonders enges Verhältnis zu seinem Lehrer Purkyně. Bereits 1835 erschien sein Handbuch der Entwicklungsgeschichte. Valentin hat in dieser Monographie eine breite Darstellung gewählt und man erkennt in vielen Abschnitten, daß er die Auffassungen seines Lehrers wiedergibt. Dieses Handbuch widmete er dem Präsidenten der Kaiserlichen Leopoldinischen-Carolinischen Akademie der Naturforscher und Ärzte Nees von Esenbeck und seinem Lehrer Purkyně, Mitglied der Kaiserlichen Leopoldinischen-Carolinischen Akademie der Naturforscher und Aerzte, der Akademie der Wissenschaften zu Berlin, der Academie royale de Médecine zu Paris „in Achtung, Dankbarkeit und Liebe."

Nach Studnička (1936) haben Purkyně und Valentin sehr eng zusammen gearbeitet und zwar nicht nur hinsichtlich des geistigen Kontaktes, sondern sie arbeiteten auch im gleichen Zimmer und benutzten lange sogar das gleiche Mikroskop. Auch Valentin hat mit Sicherheit Zellen gesehen, die er wie sein Lehrer „Körnchen" nennt. Er erkennt auch, daß die Gewebe aus „Körnchen und verbindender Masse" bestehen. Über die Entstehung der Organteile und Gewebe existieren jedoch bei Valentin noch ganz unklare Vorstellungen. So sollen sich bei der Faserbildung die „Körnchen" in Längsreihen anordnen und nach Verflüssigung der Körnchen bleiben dann die Fasern übrig.

Hinsichtlich der Beziehung zwischen tierischer und pflanzlicher Zelle spricht Purkyně (1838 a, 1840 b) von einer Analogie zwischen beiden und meint, daß die Pflanze „beinahe ganz aus Körnern oder Zellen zusammengesetzt ist." Schließlich äußert er sich auch zur Bedeutung der Gewebe (Enchyme) für krankhafte Veränderungen: „Es ist nun zu erwarten, daß die spezielle Betrachtung der körnigen Enchyme, ... auch in der Entwicklungsgeschichte des Embryo und in der Pathogenie der Entzündung, der Eiterung und der Pseudoplasmen manchen Lichtblick gewähren werden." Frankenberger (1961) erblickt in dieser Formulierung mit Recht eine gewisse Vorahnung der Zellularpathologie Virchows.

Es ist bedauerlich, daß Purkyně diese so wichtigen Erkenntnisse nicht in einer umfangreichen Monographie mit der Entwicklung eines allumfassenden theoretischen Konzepts und mit der Erörterung aller Widersprüche der Nachwelt hinterlassen hat. Sicher hätte dann sein beachtlicher Beitrag zur Erarbeitung der Zellenlehre eine frühzeitige und breite Anerkennung gefunden, die er verdient.

In einer Kritik der Monographie von Schwann (1839) durch Purkyně (1840 c) beanstandet er das zu starre Festhalten an der „Idee der Zelle als Grundschema aller Bildungen." Purkyně meint: „Bei aller Achtung und Anerkennung der Tendenzen und Leistungen des Autors wären wir dennoch geneigt, ihn, bei seiner ausschließenden Annahme der Zellentheorie zur Erklärung der Prozesse der thierisch-organischen Plastik, der Einseitigkeit zu beschuldigen. Es scheint, wie wenn er sich durch Schleidens glückliche Untersuchungen über Genesis des Pflanzengewebes zu sehr hätte hinreißen lassen, und daß er die Analogien aus dem Pflanzenreich auf die Tierorganisation in zu großer Allgemeinheit übertrage."

Wir wissen heute im Zeitalter der Elektronenmikroskopie, daß Schwann in dieser Hinsicht nicht zu einseitig war; denn die Zelle steht heute unbestritten im Mittelpunkt aller biologischen Forschung und die „faserige Elementar-Hauptform" Purkynês ist schließlich auch ein Produkt der Zelle.

Eine Theorie wird immer im Widerstreit der Meinungen geboren, widerlegt oder bestätigt. Diese dialektischen Widersprüche herauszuarbeiten ist Grundlage einer Theorie. In dieser Hinsicht war auch die Darstellung von Schwann mit einigen schwerwiegenden Mängeln behaftet, die bei Kurzfassung eines solchen Konzeptes wahrscheinlich gar nicht so deutlich geworden wären (Entstehung junger Zellen in alten Zellen, Zellenentstehung aus der interzellulären Grundsubstanz, Watermann 1964). Hinsichtlich der Zellmembran, deren Bedeutung durch die elektronenmikroskopische Forschung klar herausgestellt wurde, muß man jedoch Schwanns Leistung anerkennen, der die Zellmembran als erster als ein wichtiges Charakteristikum der Zelle erkannt hat (Watermann 1964). Wie wir sehen, wurde das Konzept der Zellentheorie durch Beiträge mehrerer Forscher erarbeitet und noch in unserem Jahrhundert ständig ausgebaut. Dabei müssen wir bei kritischer Betrachtung jeden Beitrag sachlich werten. Purkyně hat in seiner Kritik (1840 c) zur Monographie von Schwann (1839) ausgeführt: „Es war ein glückliches dem gegenwärtigen Stande der Entwicklungs- und Gewebelehre bei Pflanzen und Thieren ganz angemessenes Unternehmen, endlich eine durchgreifende Vergleichung beider zu versuchen und ihre Elementarformen aus einem und demselben Prinzip der Metamorphose abzuleiten. Schwann gebührt das Verdienst einer der ersten gewesen zu sein, die hierhergehörigen Anschauungen in einem Brennpunkt gesammelt und als Naturidee wissenschaftlich dargestellt zu haben."

Studnička (1927/28, 1931/32, 1934, 1936) hat in mehreren Arbeiten zur Bedeutung Purkynês für die Entwicklung der Zellentheorie Stellung genommen. Nach einer Kritik des Buches von Schwann betont Studnička (1934): „Trotzdem war sein Versuch, eine neue Lehre zu begründen, bzw. die Histologie auf eine neue Basis zu bringen, wie gleich die nächste Zeit zeigen sollte, äußerst verdienstvoll. Niemand machte vor ihm den Versuch, die bisherigen Befunde, die sich auf die Elementarstruktur der tierischen Gewebe bezogen, so übersichtlich zusammenzustellen, und von einem einheitlichen Standpunkt aus zu beurteilen."

In dieser Hinsicht hat sich Schwann besondere Verdienste erworben, und das ist auch der Grund, weshalb er als derjenige angesehen wird, welcher den für die Theorieerarbeitung wichtigsten Beitrag geleistet hat. Auch Frankenberger (1961), der in seinem Beitrag die Bedeutung der Arbeiten von Purkyně und Schwann für die Zellentheorie kritisch wertet, kommt schließlich ebenfalls zu dem Schluß, daß Schwann „mit vollem Recht" die Hauptverdienste zuerkannt werden.

Der Wert des großartigen Beitrages von Purkyně ebenfalls auf diesem Forschungsgebiet bleibt unbestritten und in seinen Arbeiten und den Arbeiten von seinem Schüler Valentin (1835) sind bedeutende Grundlagen für die Zellentheorie enthalten. Diese Leistungen Purkyněs wurden schon vor über 80 Jahren von Schwalbe (1906) mit folgenden Worten gewürdigt: „In seinem 1837 auf der Prager Naturforscherversammlung gehaltenen Vortrag ‚Ueber die Magendrüsen und die Natur des Verdauens im Magen' legt er sehr wichtige Anschauungen über die Zellentheorie nieder." Es ist deshalb richtig, Purkyně in die Reihe bedeutender Persönlichkeiten zu stellen wie Johannes Müller (1801–1858), Rudolf Virchow (1821–1902), Theodor Schwann (1810–1882) und andere. Alle haben sie ihre großen Verdienste mit ihren bedeutenden mikroskopischen Beiträgen zum wissenschaftlichen Fortschritt und nicht zuletzt auch zur Entwicklung einer europäischen Wissenschaftskultur.

10.2. Beitrag zur Neurohistologie

Mit der mikroskopischen Struktur des Nervengewebes hat sich Purkyně mehrfach befaßt. Dabei ist sowohl sein Beitrag zur Histologie der Nervenfasern als auch zur Nervenzelle von besonderer Bedeutung. Allerdings hat Purkyně nicht als Erster Nervenfasern gesehen und abgebildet (Studnička 1936, van der Loos 1967, Kirsche 1977).

Ältere Untersucher hatten angenommen, daß die Nervenfasern im Inneren hohle Kanäle aufweisen. Purkyně berichtet 1837 über „Beobachtungen, betreffend die innerste Struktur der Nerven" (Purkyně 1838 b). Die markhaltige Nervenfaser bezeichnet er als Nervencylinder und betont, daß „in der Achse desselben ... eine vollkommen, helle eiweißartige Substanz" zu entdecken ist, wodurch „hohle Kanäle" vorgetäuscht werden, die „sich jedoch als solche bei näherer Betrachtung nicht bestätigen." Bei Zerreißung der Nervenfasern unter Wasser beschreibt er „bandartige Fortsätze aus dem Innern der Marksubstanz des Nervencylinders" hervortreten. Purkyně hat demnach eindeutig Markscheide und Achsencylinder erkannt. Der Name Achsencylinder (= cylindri axis) findet sich erstmalig in der Dissertation von J. Rosenthal (1839), der bei Purkyně promovierte.

In einer späteren Arbeit beschreibt Purkyně (1840 d) die Struktur markhaltiger Nervenfasern noch eingehender. Diese besitzen eine äußere „markige, wahrscheinlich mehrere Hirnfettarten enthaltende das Licht stark brechende" Substanz. Die innere Substanz sei "zähe" und bricht „das Licht wahrscheinlich mit dem Wasser gleich." Er betont völlig zutreffend, daß die äußere und innere Substanz des Nerven von „sehr verschiedener, chemischer Beschaffenheit" sei. Die äußere sei „fettartig", die innere nähere sich dem Eiweiß. Durch Anwendung von verdünnter Essigsäure (Purkyně 1845) gelingt es weiter Befunde zur mikroskopischen Anatomie der Nervenfasern zu erheben. Bei Anwendung von Essigsäure beschreibt er „Körnchen" im Bereiche der Nervenfasern und gliedert die sog. „Gangliennerven" in solche mit und ohne „Körnchengewebe." Ohne Zweifel hat Purkyně die Neurilemmzellen (Neurolemmocytus) bei markhaltigen Nervenfasern gesehen.

Zu Ehrenbergs Untersuchungen (1836) über die Struktur des Seelenorgans, die er schon 1833 in der Akademie der Wissenschaften in Berlin vorgetragen hatte, bemerkte Purkyně (1837 a), daß er mit den Beobachtungen Ehrenberg's „grösstenteils übereinstimme und sie bestätige." Purkyně unterscheidet drei Hauptformen im Nervensystem:

1. „Eine rötliche Punktmasse, von zahlreichen Kapillargefäßen durchflochten" mit sehr kleinen kaum meßbaren elementaren „Körnchen",
2. die Nervenfasern,
3. „das gangliöse Korn."

Purkyně untersuchte verschiedene Teile des Zentralnervensystems und trägt seine Befunde zur Versammlung deutscher Naturforscher und Ärzte in Prag im Septmber 1837 vor (Purkyně 1838 c). Er beschreibt in verschiedenen Hirnabschnitten (wahrscheinlich Mensch) „gangliöse Körperchen." Diese haben „eine kornförmige, theils kuglige, theils rundlich eckige Gestalt mit oder ohne Fortsätzen." Als Erster beschreibt er pigmenthaltige Nervenzellen in der Substantia nigra und weist auf zahlreiche Fortsätze hin, „welche die abenteuerlichsten Gestalten zeigen" (Purkyně 1838 c). Die „gangliösen Körperchen" findet Purkyné (1838 d) ferner im Thalamus, in der Hirnrinde, im Hippocampus, in der Wand des 4. Ventrikels, im Nc. olivaris, in der Brücke, in der Medulla oblongata und im Rückenmark.

Im Kleinhirn entdeckt Purkyně sowohl die Rindenschichtung als auch große Nervenzellen, die heute seinen Namen tragen (Purkyně-Zellen). Purkyně ist also der Erste, der im Zentralnervensystem der Säugetiere Nervenzellen gesehen und gleichzeitig eindeutig abgebildet hat. (Abb. 10) Besonders bemerkenswert ist jedoch die Tatsache, daß Purkyně auch die Bedeutung der Nervenzellen erkannt hat: Er nennt die „gangliösen Körper" „Centralgebilde, die sich zu den elementaren Hirn- und Nervenfasern wie Kraftcentren zu Kraftlinien ... verhalten möchten. Sie wären Sammler, Erzeuger und Vertheiler des Nervenorgans." Mit dieser Aussage ist Purkyně der Erste, der die Nervenzellen in funktioneller Sicht richtig gedeutet hat.

Später betont Purkyně (1852) die Vorzüge der Anwendung der Chromsäure zur mikroskopischen Darstellung des Nervengewebes. Er beschreibt im Querschnitt des Rückenmarkes Nervenfasern mit dem „punktförmigen Durchschnitte ihres Achsencylinders" und innerhalb der grauen Substanz „vielästige gangliöse Körperchen, und ihren centralen Kern und Kernkörperchen." Er findet eine „nesterweise" Anordnung der Nervenzellen und hält diese Präparate für Demonstrationszwecke im Unterricht für besonders geeignet.

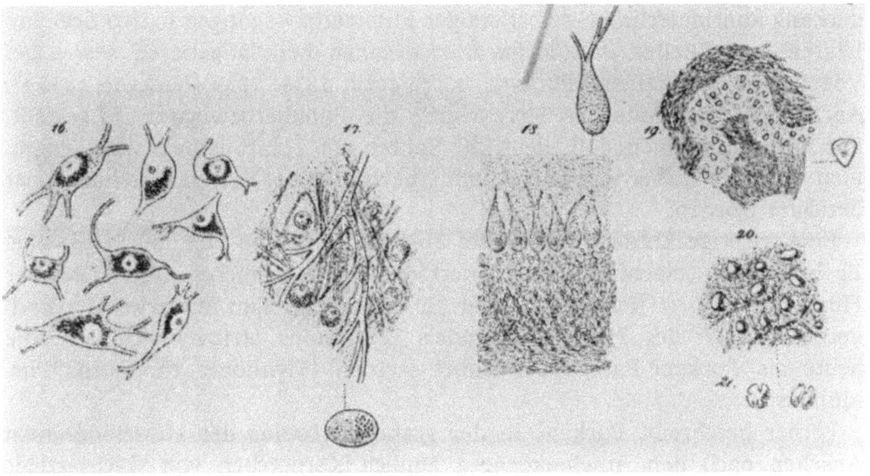

Abb. 10 Aus Purkyně: Untersuchungen aus der Nerven- und Hirnanatomie. Bericht über die Versammlung deutscher Naturforscher und Aerzte in Prag im September 1837

16 „Gangliöse Körperchen" aus der Substantia nigra des Menschen mit Darstellung von Melaninpigmenten in den multipolaren Neuronen.

17 „Gangliöse Körperchen" der Corpora geniculata

18 Kleinhirnrinde mit „reihenweis" angeordneten „Körperchen" (Purkyně-Zellen) = Stratum neuronorum piriformium. Nach außen gerichtete Fortsätze (= Dendriten), die sich „in der grauen Substanz bis nahe an die äussere Peripherie" verlieren.

19 Ausschnitt aus der „Schale" des „Olivenkörpers" (wahrscheinlich Nc. olivaris inferior) mit „gangliösen Körperchen".

20 „Ganglienkörperchen" aus der Brücke.

10.3. Verschiedene histologische Untersuchungen

Zur Versammlung der deutschen Naturforscher und Ärzte im September 1826 in Dresden berichtet Purkyně (1827 a) über die Entwicklung des Vogeleies im Eierstock, ferner über die Bildung des Eiweißes und der Eischale (Purkyně 1827 a). Im Zusammenhang mit diesen Untersuchungen entdeckte Purkyně (1825) im Eidotter ein kleines durchsichtiges Bläschen (Vesicula germinativa). Damit wurde Purkyně zum Entdecker des Zellkernes im Vogelei. Er entdeckte nicht nur den Oocytenkern, sondern erkannte auch seine Bedeutung für die Entwicklung eines neuen Lebewesens (Vacek 1986). Zusammenfassend hat Purkyně im encyclopädischen Wörterbuch der medicinischen Wissenschaften darüber sehr ausführlich berichtet (v. Gräfe et al. 1828–1834).

Gemeinsam mit Valentin berichtet Purkyně 1834 erstmalig über die Entdeckung kontinuierlicher, selbständiger Flimmerbewegungen in den Schleimhäuten von Eileiter und Respirationsorganen bei Säugetieren sowie bei Vögeln und Amphibien (Purkyně u. Valentin 1834, 1835, Purkyně 1835 a). Auch nach dem Tode der Tiere wurde die Flimmerbewegung festgestellt. Die Autoren betonen, daß „deutliche Spuren von Haarbüscheln wahrgenommen wurden." Bisher war über Flimmerbewegung bei Vertebraten noch nicht berichtet worden.

Eine wichtige Entdeckung machte Purkyně ferner im Herzmuskelgewebe. Er beschreibt „eigentümliche Körnerfäden an der inneren Oberfläche der Herzventrikel ..." (Purkyně 1846 a). Er wird damit zum Entdecker der Endverzweigungen des His'schen Bündels (Fasciculus atrioventricularis), die heute als Purkyně-Fasern bezeichnet werden (Myofibrae conducens Purkinjiensis).

Ferner beschreibt Purkyně in der grauen Substanz der Hirnrinde „dem Ansehen nach den Amylonkörnern ähnlich Körperchen von wachsartiger Consistenz." Damit hat er ohne Zweifel die Corpora amylacea entdeckt (Purkyně 1838 c).

In der menschlichen Epidermis fand er spiralförmig verlaufende Kanäle der Schweißdrüsen (Purkyně 1833 b). Sein Schüler Wendt (1833) hat dieses Gebiet ausführlich in einer Dissertation bearbeitet.

Deutsch (1834), ein weiterer Schüler Purkyněs, untersucht Schnitte durch entkalkte Knochen. Es werden Knochenkörperchen (Knochenzellen) sowie Knochenkanälchen und die lamelläre Konstruktion der Knochen erkannt. Mit Recht meint Studnička (1936) unter Berufung auf Henle, daß mit der Methode der Entkalkung eine neue Ära in der Untersuchung des Knochengewebes begann.

Zwei weitere Dissertationen enthalten neue Erkenntnisse zur Zahnentwicklung (Raschkow 1835) und zur mikroskopischen Anatomie der Zähne (Fraenkel 1835). Die Dissertation von Fraenkel enthält von Purkyně gezeichnete Abbildungen von Längs- und Querschnitten von Zähnen (Vacek 1987). Später haben Purkyně und Fraenkel weitere Untersuchungen über die Struktur der Zähne von Mensch und Säugetieren angestellt. An durchsichtigen Zahnschliffen werden „röhrige Fasern" beschrieben, die mit dem Cavum dentis in Verbindung stehen und nach außen bis zur Schmelzgrenze verlaufen. (Abb. 11)

Ein wertvoller Beitrag zur mikroskopischen Organisation des menschlichen Knorpels ist in der Dissertation von Meckauer (1836) enthalten. Ferner befaßt sich Raeuschel (1836) mit dem mikroskopischen Bau von Arterien und Venen. Weitere Dissertationen, die Purkyně betreute, betreffen den mikroskopischen Bau von Bindegewebe, Herzmuskel, Rückenmarkhäuten, Muskulatur des Uterus und Nervenfasern.

Auf dem Gebiete der Embryologie ließ Purkyně (1837 b) ebenfalls histologische Untersuchungen durchführen. Das zeigen die Dissertationen von

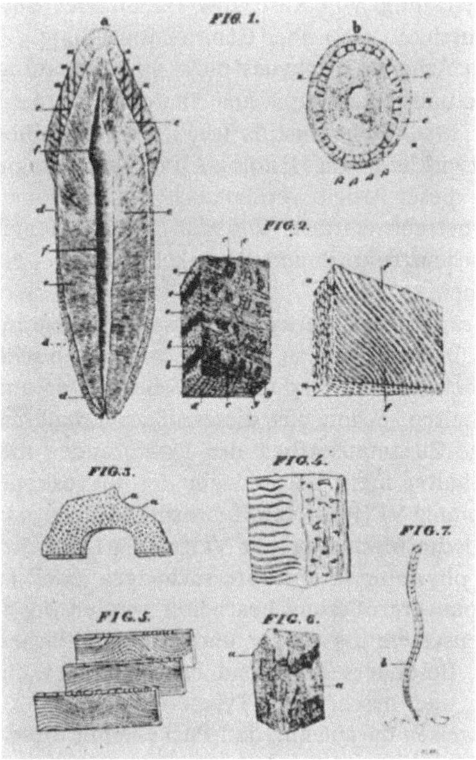

Abb. 11 Aus Fraenkel, P. und Purkyně, J. E.: De penitiori dentium humanorum structura. Vratislaviae 1835.

1 a Längsschnitt durch einen menschlichen Schneidezahn

α = Undurchsichtige senkrecht orientierte Steifen des Schmelzes (Retziussche Streifen). Auch die Schreger-Hunterschen Streifen sind schräg verlaufend in der Zeichnung dargestellt, wenn auch nicht beschriftet

c = Schmelz (Enamelum)

d = Knochensubstanz (Cementum)

e = unterschiedlich verlaufende Dentinkanälchen (Tubuli dentinales)

f = Pulpahöhle (Cavitas dentis) mit Wurzelkanal (Canalis radicis dentis)

1 b Zahnquerschnitt

2 Schmelz mit Dentin

α = Schmelzoberfläche und wellenförmig verlaufende Dentinkanälchen

b, c, = Schmelzoberfläche im Vertikalschnitt. Schräger Verlauf der „Fibrillen" (Prisma enameli) erkennbar. (c). Querschnitte der gewundenen „Fibrillen" (b). Querschnitt durch Reihen paralleler „Fibrillen" mit Anschwellungen (g)

e = Außenseite der Kaufläche des Schmelzes.

3 Zahnquerschnitt mit Querschnitten von Dentinkanälchen (Tubuli dentinales) mit Darstellung der Hohlräume. α = Halbierte Öffnungen an der Bruchgrenze. ▶

Deutsch (1834) über Knochenentwicklung, von Raschkow (1835) über Entwicklung der Zähne und von Hanuschke (1837) über Genitalentwicklung.

So haben die wissenschaftlichen Arbeiten Purkyněs nicht nur Bedeutung für die Entwicklung der Histologie und mikroskopischen Anatomie, sondern auch für die Embryologie (Vacek 1986). Eine ausführliche Darstellung des Beitrages von Purkyně für die Entwicklung von Histologie und Embryologie hat Vacek (1987) veröffentlicht. In dieser Arbeit werden auch Dissertationen berücksichtigt, die von Purkyně betreut wurden. Von den Dissertationen Wendt (Epidermis), Deutsch (Knochenstruktur) und Fraenkel (Zähne) werden auch Abbildungen wiedergegeben.

John (1959) führt in seiner Biographie über Purkyně 26 Dissertationen an, die von Purkyně sehr eingehend betreut wurden. Da die mikroskopische Anatomie damals noch völlig unbekannt war, konnten die Bearbeiter aus der Literatur keine Hinweise erhalten. Schon aus diesem Sachverhalt ergibt sich die außerordentlich enge Zusammenarbeit der Doktoranden mit Purkyně. Diese Dissertationen enthalten meist Zeichnungen der mikroskopischen Befunde und sind in Opera omnia VI (1954) veröffentlicht. [6]

Bevor Purkyně das große Plösslsche Mikroskop zur Verfügung hatte, befaßte er sich hauptsächlich mit physiologischen Untersuchungen oder er wählte Objekte, die auch mit Lupenvergrößerung bearbeitet werden konnten. Hierzu gehört das Hautleistensystem der Finger und der Handflächen des Menschen und einiger Tiere. Besonders eingehend bearbeitete er die Hautleisten der Fingerendglieder und beschrieb 9 Typen (Purkyně 1823, 1824). Kotek und Nikliček (1987) weisen darauf hin, daß Purkyně mit diesen Arbeiten als Pionier der Daktyloskopie angesehen wird.

Purkyně war ohne Zweifel an morphologischen *und* physiologischen Untersuchungen gleichermaßen interessiert. Ein Beispiel für die Richtigkeit dieser Einschätzung sind seine Untersuchungen über die Magenschleimhaut. Zur Prager Versammlung der deutschen Naturforscher und Ärzte berichtete er über seine Befunde über die Magendrüsen, wobei er Beobachtungen über den Verdauungsprozeß einschloß (Purkyně 1838 e). Mit seinem Mitarbeiter

---

4 rechts: Knochensubstanz mit lamellärer Schichtung. Die Knochenzellen (Cementocytus) liegen in den Höhlen (Lacuna cementalis)
links: Dentin mit parallel verlaufenden Tubuli.

5 Verschiedene Schnitte zur Demonstration des gewundenen Verlaufes der Schmelz-„Fibrillen"

6 Innere Oberfläche des Schmelz-Querschnites mit dunklen Reihen durchschnittener „Fibrillen" in geradem oder gewundenem Verlauf.

7 Eine einzelne „Fibrille".

Aus Opera omnia VII Prag (1958).

Pappenheim berichtete er gleichzeitig von Versuchen über künstliche Verdauung. Er prüfte die Wirkung von Extrakten der Magenschleimhaut in vitro und berichtete über die Entstehung der Salzsäure im Magen, über die Wirkung von Lab und Pepsin und entdeckte schließlich die proteolytische Wirkung des Pankreassaftes (Purkyně u. Pappenheim 1838).

Purkyněs Arbeiten auf vielen Gebieten der mikroskopischen Anatomie machen ihn zu einem der Begründer dieses Fachgebietes. Durch eine physiologische Arbeit, seine Dissertation, war er ungewöhnlich schnell bekannt geworden und auch seine folgenden physiologischen Untersuchungen fanden viel Beachtung. Allerdings regelrechte Berühmtheit erreichte er erst nach Veröffentlichung seiner zahlreichen histologischen Untersuchungen mit seinem Plössl-Mikroskop. Auch Kruta (1962) hebt hervor, daß Purkyně am Ende der dreißiger Jahre „vor allem dank seiner histologischen Arbeiten auf dem Gipfel seines Ruhms als Wissenschaftler" stand.

11. Physiologische Untersuchungen

Über die Leistungen Purkyněs auf dem Gebiete der Physiologie hat Kruta (1961, 1969) ausführlich berichtet. In der Arbeit (1961) findet sich auch ein umfassendes Literaturverzeichnis der einschlägigen Arbeiten von Purkyně. Neben den Versuchen zur Verdauung, über Flimmerbewegungen und zur Funktion des Herzens, handelt es sich bei den meisten physiologischen Arbeiten um Forschungen auf dem Gebiete der Sinnesphysiologie.

Schon mit seiner in deutscher Sprache geschriebenen Dissertation „Beiträge zur Kenntniß des Sehens in subjectiver Hinsicht" (1819) [14] wird Purkyně zum Begründer des exakten Subjektivismus in der Physiologie (Kruta 1962 a). Diese Arbeit wurde sehr rasch bekannt, ein Sachverhalt, der für eine Dissertation in damaliger Zeit sehr selten war. Die Dissertation (176 Seiten, 28 Kapitel) behandelt subjektive Erscheinungen des Auges unter verschiedenen Bedingungen und Umständen (Druckeinwirkung, Galvanischer Strom, subjektive Erscheinungen beim Anblick heller Flächen, Blendung). Ferner zeigt auch diese Arbeit, daß Purkyně über eine besonders gut entwickelte Fähigkeit zur Selbstbeobachtung verfügte. Durch Übung und Konzentration gelingt es ihm, die eigenen Retina-Gefäße sichtbar zu machen. Die sog. Purkyněsche Aderfigur wurde bei Betrachtung einer Wand in Dunkelheit erkennbar, wenn seitlich eine brennende Kerze bewegt wird. Die zum Teil nicht ungefährlichen Selbstversuche wurden exakt beschrieben und durch Abbildungen erläutert (Entoptische Erscheinung bei Druckeinwirkung, Blendungsbilder u. a.). Im Jahre 1823 verteidigt Purkyně in Breslau seine Habilitationsschrift: „Commentation de examine physiologica organi visus et systematis cutanei." In dieser Schrift berichtet Purkyně über seine seit 1819 in Prag durchgeführten Untersuchungen am Sehorgan und an der Haut. Die Ergebnisse der physiologischen Untersuchungen des Auges faßte er in 30 kurz gefaßten Abschnitten zusammen. Er beschreibt die Methode zur Bestimmung der Kurz- und Alterssichtigkeit und ermittelt mit der gleichen Einrichtung den Sehschärfenraum (Akkommodationsweite). Es folgen Angaben zur Ermittlung der Licht- und Farbempfindlichkeit des Auges und zur Bestimmung des Blickfeldes. Purkyně registrierte Reflexbilder an der Hornhautvorder- und Hornhauthinterfläche und schlug eine Methode zur Messung der Krümmung der Hornhaut vor. Auch an der Vorder- und Hinterfläche der Linse ermittelte er Reflexbilder, die sich bei der Akkommodation wegen Änderung des Krümmungsradius der Linse verändern. Mit diesen Befunden liefert Purkyně Grundlagen der Keratometrie und der Ophthalmometrie.

Ferner beobachtete Purkyně ein Leuchten der Pupille, wenn von einer Leuchtquelle reflektiert Strahlen in das Auge treffen und die Sehlinie des Beobachters mit den reflektierten Strahlen übereinstimmt. Dieses Phänomen erreichte Purkyně, indem er durch konkave Linsen blickte. Purkyně betont dabei den Nutzen dieser Methode für die Augenheilkunde, weil Veränderungen in den verschiedenen intraoculären Medien erkannt werden können. „Es wird daher so leicht keine Membran des Auges oder innere Flüssigkeitssubstanz dem gehörig reflektierten Licht und dem prüfenden Auge verborgen bleiben. Die praktischen Ärzte, mögen sie auch etwa die peinlich genaue Untersuchung der Physiologen verschmähen, werden hierin, wenn sie es nicht ablehnen oder davor zurückschrecken, durchaus Nutzen für die Heilkunde finden" (Purkyně 1823). Diese Untersuchungen können als Vorläufer der Arbeiten von Helmholtz (1821–1894, Augenspiegel) angesehen werden (Kruta 1962 a).

Bei den von Purkyně beschriebenen Reflexbildern und seinen Untersuchungen des Inneren des Auges, wobei „die ganze Pupille in lebendiger, oranger Farbe leuchtet" (Purkyně 1823) handelt es sich um bedeutende Entdeckungen, die damals jedoch nahezu unbekannt blieben (Kruta 1979). Hierfür gibt es mehrere Gründe. Einerseits bevorzugte Purkyně eine sehr kurz gefaßte Darstellung und schloß keine weiterführenden Untersuchungen an mit ausführlicher Veröffentlichung der Befunde in Zeitschriften mit großer Verbreitung. Andererseits erschien die Arbeit nur in lateinischer Sprache und zwar in sehr geringer Auflage (Kruta 1979). Erst nach über 150 Jahren erschien eine deutsche Übersetzung der Habilitationsschrift von Purkyně (Ebert, J. und Žlabek, K. 1979).

Purkyně führte ferner Untersuchungen zur Physiologie des Gehörs durch und untersuchte u. a. die Leitung des Schalles durch Knochen sowie die Lokalisierung der Schallrichtung und die Schallverstärkung bei Schwerhörigen. Hinzu kommen Arbeiten zur Wahrnehmung der Bewegung und des Raumes.

Im Zusammenhang mit Selbstversuchen veröffentlichte Purkyně bereits

1820 a „Beyträge zur näheren Kenntniss des Schwindels aus heautognostischen Daten." Dabei handelt es sich um Experimente über den Bewegungsschwindel, über Schwindel durch galvanische Reize des äußeren Gehörganges, durch Karotisdruck und durch Narkotika und andere Gifte (Purkyně 1827).

Welche Belastungen sich Purkyně z. B. bei seinen Versuchen mit Kompression der A. carotis bei erhaltenem Rücklauf des Blutes durch die V. jugularis auferlegte, wird durch seinen Bericht deutlich: „, ... im Ohre ist ein heftiges Sausen und Klingen, der Pulsschlag setzt von Zeit zu Zeit aus, wobey eine Gepresstheit im Herzen fühlbar ist. Die Haut wird immer gefühlloser, ihr Gefühl pelziger, der Kopf scheint ungeheuer gross, der Begriff über Lage und Größe des Körpers wird verwirrt, und es stellt sich eine Schwindelbewegung ein. Dabey kommen die Extremitäten in ein Zittern und Schlottern, und nun ist es höchste Zeit, das Experiment abzubrechen, um nicht auf eine Weile das Bewusstseyn ganz zu verlieren" (Purkyně 1820 a).

Wenn auch der größte Teil der sinnesphysiologischen Arbeiten Purkyněs seine Selbstversuche betrifft, so hat er doch auch tierexperimentelle Untersuchungen durchgeführt (Kruta 1961). Purkyně berichtet über funktionelle Veränderungen nach verschiedenen experimentellen Eingriffen am Gehirn und wies auf kompensatorische Hirnleistungen hin. Kruta (1961) erwähnt in diesem Zusammenhang die von Purkyně entwickelte „sehr schonende und vollkommene Operationstechnik." Purkyně hat sich zu dieser Frage in einem Brief vom 1. Juni 1836 geäußert: „Es gehört allerdings ein heroischer Entschluß dazu und ein kräftiges Ablenken seines Gemütes von allen sympathischen Empfindungen, um an den Organismus eines harmlosen Tieres Lebensfragen zu machen. Aber man bringt das Opfer der Wissenschaft, mit möglichster Vermeidung aller zwecklosen Martern, meist nach vorher erzeugter künstlicher Gehirnlähmung, um die das Bewußtsein überlebenden vegetativ-animalischen Funktionen zu beobachten."

Im Handwörterbuch der Physiologie (Band 3, 1846 b, c) berichtet Purkyně über „Sinne im Allgemeinen" und über „Wachen, Schlaf, Traum und verwandte Zustände." Eine weitere Serie von Selbstversuchen veröffentlichte Purkyně auf dem Gebiete der Pharmakologie, ein Forschungsgebiet, das er als „physiologische Pharmakologie" bezeichnete. Beim Selbstversuch mit der Ipecacuanha-Wurzel berichtet er über Speichelfluß, Blähungen, Erbrechen und Magenschmerzen (Purkyně 1820 b). Ferner prüft er im Selbstversuch Kampfer, Opium, Belladonna, Digitalis, die Wirkung von Terpentinspiritus in Verbindung mit Weingeist sowie die narkotische Wirkung der Muskatnuß (Purkyně 1829). Auch dieser Versuchsbericht mit Angaben: „Gedankenjagd, ... Aussetzung des Pulsschlages, ... mitunter ganz besinnungslos ..." veranlaßt Goethe Purkyně als einen sich selbst quälenden Forscher zu bezeichnen (Némec 1961).

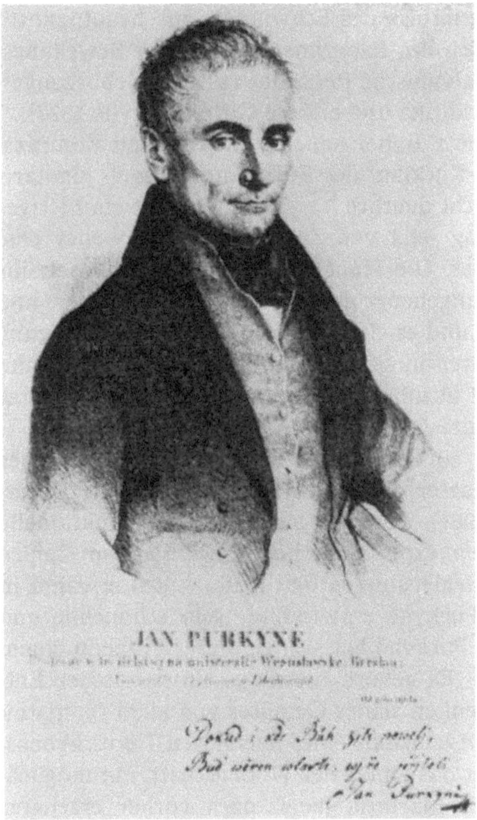

Abb. 12 Jan Evangelista Purkyně in Breslau. Das Bild wurde anläßlich seines 50. Geburtstages am 18. Dezember 1837 von Fr. Sir gezeichnet und von A. Machek in Prag lithographiert. Übersetzung des tschechischen Textes: Solange und wo der Herr zu leben befiehlt, sei treu dem Vaterland, dem Glauben und dem Freund. Jan Purkyně. Aus Kruta, V.: J. E. Purkyně (1787–1869). Physiologist. Academia Publishing House of the Czechoslovak Academy of Sciences Prague 1969.

12. Rückkehr nach Prag

Für Purkyně war die Zeit in Breslau eine besonders produktive Phase in seinem Leben. Wenn auch das dort von ihm gegründete erste physiologische Institut weit hinter seinen Plänen und Wünschen zurückstand, so waren ihm doch bei allen bestehenden Schwierigkeiten und Hemmnissen Arbeitsmöglichkeiten gegeben, welche seine wissenschaftlichen Leistungen ermöglichten. Bei allen räumlichen Schwierigkeiten war an preußischen Universitäten „dem Hochschullehrer volle Freiheit des Wortes und der theoretischen Forschung gewährt" (Kruta 1962 a). Purkyně konnte sein Forschungsgebiet also völlig frei wählen. Während der ganzen Zeit seiner Tätigkeit hat Purkyně jedoch die Verbindung zu seiner tschechischen Heimat stets aufrecht erhalten und den Wunsch nach einer Rückkehr niemals aufgegeben. Seiner nationalen Gesinnung blieb er sein ganzes Leben treu.

Der österreichische Unterrichtsminister Graf Leo Thun-Hohenstein empfand als ein nationalbewußter böhmischer Adliger (Lesky 1971) viel Sympathie für Purkyněs Haltung. Das geht aus einem Schreiben an Purkyně von Thun vom 25. Oktober 1849 hervor: „... Es konnte mir nicht leicht etwas Erfreulicheres geschehen, als daß sich mir so schnell die Gelegenheit both, in Ihnen zugleich einen Stern erster Größe für Prag zu gewinnen und einen Mann dem Vaterlande wieder zuzuführen, der treu dem Stamme, dem er entsprossen, ihm auch Ehre zu machen in so hohem Grade geeignet ist." [24]

Die Berufung nach Prag erfolgte auf Drängen von Minister Thun, der die Fakultät dazu veranlaßte (Matoušek (1961 a). In der Begründung der Berufung wird ausgeführt: „Purkyně ist ein Mann von seltener Geistesbegabung, durchdringendem Verstand, scharfem Forschersinn, einer ruhigen, umsichtsvollen und wahrheitsgetreuen Beobachtungsgabe; ein Stern erster Größe

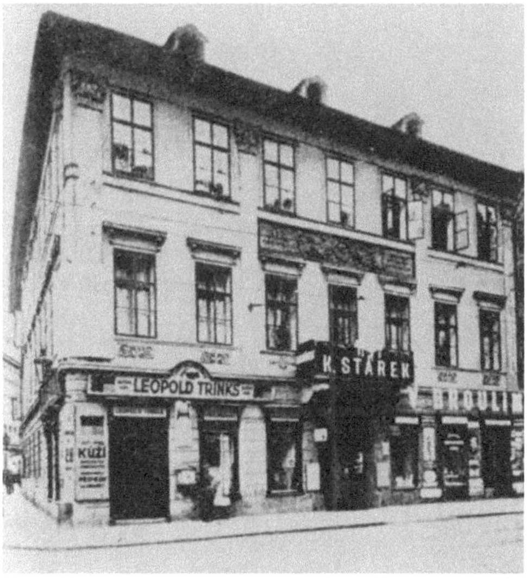

Abb. 13 Das erste Institut für Physiologie in Prag. Aus Opera omnia VII Prag (1958).

am Himmel der Wissenschaft. Seine Berufung würde jede Universität mit Stolz erfüllen." [25] Die vom österreichischen Kaiser unterzeichnete Urkunde vom 30. Oktober 1849 beinhaltet die Berufung Purkyněs zum Professor für Physiologie an der medizinischen Fakultät in Prag.

1850 kehrte Purkyně nach Prag zurück und richtete hier ein zweites physiologisches Institut ein, in dem er noch fast 20 Jahre arbeiten konnte (Abb. 13) Er blickte auf eine 27jährige sehr erfolgreiche Arbeit in Breslau zurück. Seine während seines Aufenthaltes in Breslau in 27 Jahren publizierten Arbeiten waren damals nicht so bekannt, wie sie es verdient hätten. Purkyně hatte die Ergebnisse seiner Forschungen meist in schwer zugänglichen und wenig verbreiteten Zeitschriften sehr häufig in Form von kurzen Referaten publiziert. Das war ohne Zweifel auch der Grund, weshalb Eiselt 1859, also noch zu Lebzeiten Purkyněs eine Zusammenfassung der Arbeiten Purkyněs veröffentlichte. Wie groß die Verehrung Purkyněs schon in der Mitte des vorigen Jahrhunderts war, wird deutlich, wenn man den Schluß der Arbeit von Eiselt liest: „Purkyněs Namen ist längst durch die Literatur über den Ocean getragen; würde es uns nicht als Barbarei angerechnet werden, seine Leistungen weniger zu kennen als fremde Völker? Wir sind stolz auf seines Ruhmes Glanz!" [13]

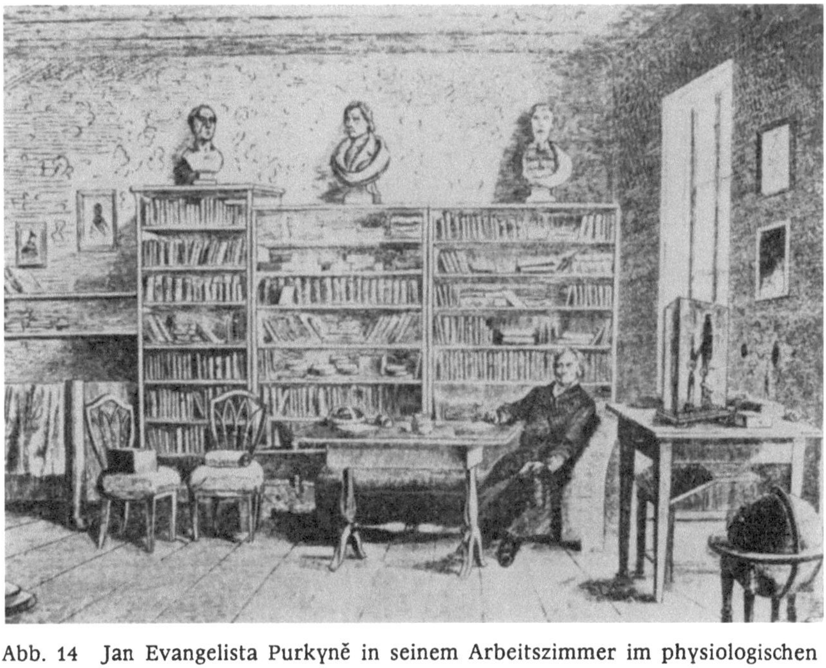

Abb. 14 Jan Evangelista Purkyně in seinem Arbeitszimmer im physiologischen Institut in Prag. Aus Opera omnia VII Prag (1958). Zeichnung von A. Garejsa.

13. Theorie und Praxis

Ohne Zweifel hat Purkyně sein Medizinstudium nicht begonnen, um in Zukunft die ärztliche Tätigkeit auszuüben. Sein Ziel war vielmehr ein Studium zu wählen, welches eine optimale naturwissenschaftliche Ausbildung ermöglicht. Hierzu war in damaliger Zeit das Medizinstudium am besten geeignet. Allerdings ist daraus keineswegs zu schließen, daß Purkyně für die Belange des Gesundheitswesens nicht interessiert gewesen wäre.

Schon in seiner Breslauer Dissertation berücksichtigt er in der Einleitung die Aufgabe des Arztes: „Überdenke ich die Aufgaben des praktischen Arztes, so erscheint mir von höchster Bedeutung nicht jene, ein hinfälliges Leben zu erneuern oder auch nur ein wenig zu verlängern, sondern die, wo er in Leben, das sich aus dem Schoße der in immer neuem Glanze blühenden Natur entwickelt, unterstützt, es vor Irrwegen bewahrt und schließlich zu jenem Gipfel bewunderungswürdiger Vollkommenheit und Schönheit führt, worin sich erst die reine Idee des Lebens gleichsam als ein göttliches Phänomen offenbart" (Purkyně 1823).[31]

Auch zur allgemeinen Bedeutung des Gesundheitswesens für die Gesellschaft nimmt er mit bewunderungswertem Weitblick Stellung: „Und so, da der Tag vom Tage lernt, haben die Verwalter der Staaten schon mit Weitblick erkannt, daß zur physischen Erhaltung und Unterstützung des Wohlstandes eines Volkes die Medizin eine Angelegenheit des allgemeinen Interesses werden soll, so daß die Heilkunst, das Ziel der Gesundheit und physischen Vollkommenheit der ganzen Nation vor Augen und im Besitz der Autorität und ausübenden Gewalt, das erreiche, worum das isolierte Streben Einzelner sich vergebens bemühte" (Purkyně 1823).[31] Hier wird mit aller Klarheit bereits vor 170 Jahren ein staatliches Gesundheitswesen angesprochen in dem die Prophylaxe eine entscheidende Rolle spielt. Matoušek (1961 b) betont mit Recht, daß Purkyně mit seinen Gedanken über ein staatlich organisiertes auf Prophylaxe orientiertes Gesundheitswesen der Zeit weit vorausgeeilt war, und daß seine Gedanken in der damaligen Zeit nur der Traum eines Vertreters der theoretischen Medizin sein konnte, weil die gesellschaftlichen Bedingungen eine Realisierung unmöglich machten.

In mehreren Schriften fordert Purkyně eine Verbesserung der naturwissenschaftlichen Ausbildung sowohl in Schulen als auch an Universitäten. Er wendet sich gegen den Mystifizismus, der auch in dem Gebiete der Physiologie in damaliger Zeit nicht überwunden war. Noch in Breslau formuliert er 1847 seine Gedanken (Purkyně 1848) über die Beziehung der Naturforschung im Allgemeinen zum ärztlichen Beruf: „So vorausnehmend diese schöne Zukunft ächt humaner Kultur, behaupte ich schon jetzt, dass das Wesen des ärztlichen Berufs Naturforschung und Naturbeherrschung im höchsten edelsten Sinne sei, und dass nur derjenige würdig ist, auf diese Höhe geführt zu werden und die höchste ärztliche Weihe zu erlangen, der den

Isisschleier[32] gehoben und die Natur in der ganzen Fülle des kleinsten und des grössten Lebens erschaut hat„ (Purkyně 1848).

Dieser Weitblick Purkyněs ist erstaunlich; denn er fordet damit bereits vor 140 Jahren eine Naturforschung, die zur Naturbeherrschung als Grundlage der Entwicklung der menschlichen Gesellschaft führt und die der Arzt überblicken muß, wenn er seinen Dienst an der Gesellschaft in hoher Qualität verrichten will. Besonders erstaunlich und von einem genialen Weitblick zeugend ist schließlich seine Forderung „die Natur in der ganzen Fülle des kleinsten und grössten Lebens" zur Kenntnis zu nehmen. Wie aktuell gerade diese Forderung in unserer Zeit ist, zeigt der enge Zusammenhang zwischen Umweltschutz und prophylaktischer Medizin und zeigt die ständig wachsende Bedeutung der Forschung auf dem Gebiete der Ökologie. Voraussetzung für Fortschritte in der Erkenntnis ökologischer Zusammenhänge, welche für die künftige Existenz des Menschen sowie des tierischen und pflanzlichen Lebens von großer Bedeutung sind, ist die Kenntnis der Natur „in der ganzen Fülle des kleinsten und grössten Lebens", wie es von Purkyně gefordert wird.

14. Nation und Sprache

Purkyně war auf dem Gebiet der Sprachwissenschaften außerordentlich begabt und interessiert. Er selbst beherrscht neben seiner Muttersprache noch weitere 5 Sprachen (Deutsch, Latein, Griechisch, Französisch und Italienisch).

In einem Beitrag zur Reform der Gymnasien fordert Purkyně (1848) an erster Stelle den Unterricht in alten und neuen Sprachen einschließlich philosophischen Übungen zur Dialektik, wobei „die Naturwissenschaften einen integranten wesentlichen Teil ausmachen." Purkyněs Sprachkenntnisse erlaubten ihm Goethes und Schillers Gedichte in die tschechische Sprache zu übersetzen. Schillers Gedichte erschienen 1842 in 2 Bänden (Kruta 1969). Ferner übersetzte er auch tschechische Schriften in deutsche oder polnische Sprache (Urzidil 1965). Sein besonderes Interesse gehörte jedoch der tschechischen Sprache und Literatur sowie allen anderen slawischen Sprachen (Purkyně 1835 b). Als er 1832 zum Korrespondierenden Mitglied der Königlichen Akademie der Wissenschaften gewählt wurde, übersandte er als Ausdruck seiner Verbundenheit und zum Zeichen der aktiven wissenschaftlichen Mitarbeit ein 69 Seiten umfassendes handschriftliches Manuskript in deutscher Sprache: „Beiträge zur Physiologie der menschlichen Sprache." Das Manuskript ist im Zentralen Archiv der Akademie der Wissenschaften der DDR vorhanden [27] und liegt in gedruckter Form vor. [28] Der erste Satz dieses Manuskriptes zeigt das Anliegen dieser Arbeit: „Ein jeder philosophische Sprachforscher fühlt mehr oder weniger dringend das Bedürfnis einer tieferen Ergründung des rein physicalischen und physiologischen Teils der Sprache." (Abb. 15)

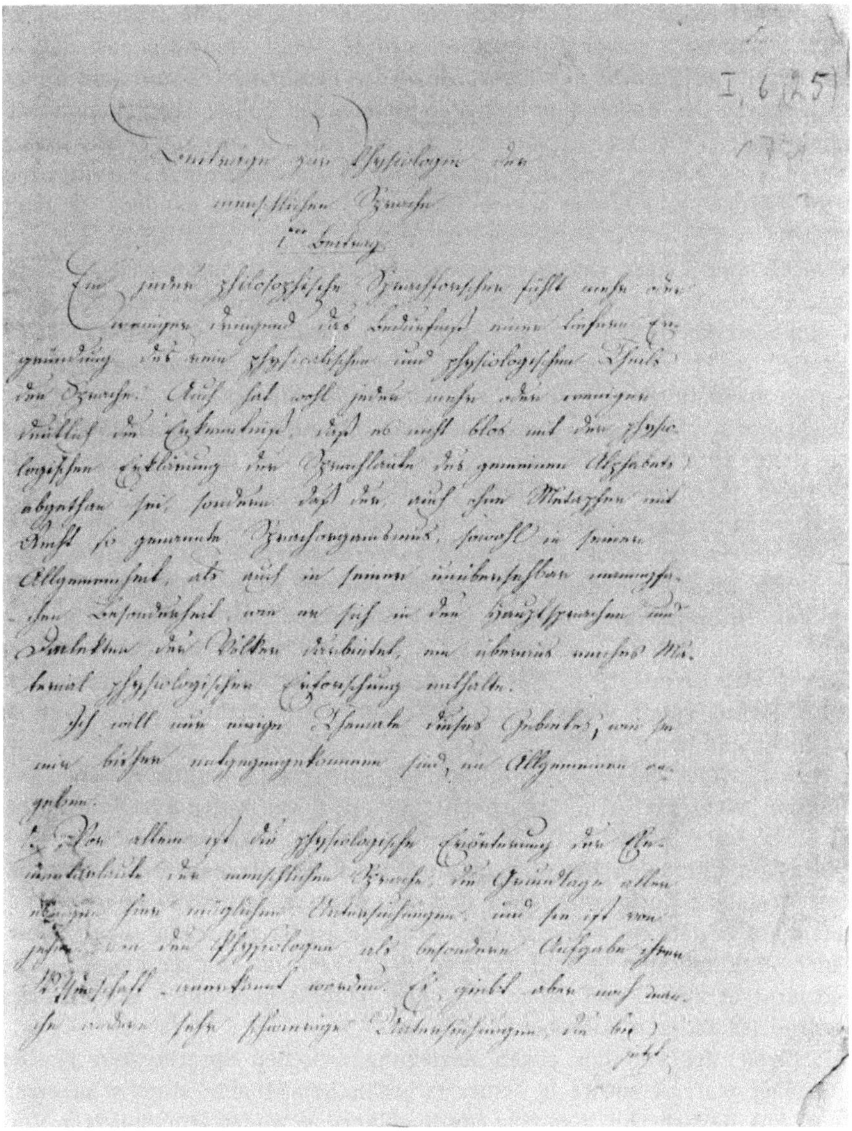

Abb. 15 Erste Seite des 69 Seiten umfassenden handschriftlichen Manuskriptes: „Beiträge zur Physiologie der menschlichen Sprache." [27] Das Manuskript übereignete Purkyně der Königlichen Akademie der Wissenschaften zu Berlin nach seiner Wahl zum Korrespondierenden Mitglied im Jahre 1832

Purkyněs Arbeit über die Wichtigkeit der Muttersprache (1820 c), die er unmittelbar nach seiner Dissertation schrieb, weist eindeutig aus, daß er den Bezug der Sprache zur Entwicklung der Persönlichkeit, zur kulturellen Entwicklung des Volkes und zum Verständnis der Völker untereinander erkannt hatte: „Die erste Erscheinung des Menschen in unserer Lebenssphäre fällt in eine Nation, und innerhalb dieser in eine bestimmte Familie; das erste Element und Organ seines Denkens, Fühlens und Wollens ist seine Muttersprache. – Die Muttersprache ist ein zweiter Organismus, der dem erwachsenden jungen Geiste, im Schoosse mütterlicher und häuslicher Treue angeboren wird ... So mußt du Erziehungskünstler nicht grausam tödten wollen den herrlichen innigst begeisterten Seelenorganismus der Muttersprache, mußt vielmehr ihn weiter entwickeln und vervollkommnen, ... Darum Staatskünstler! Meinst du es gut mit der Menschheit, so erbaue dem Geist deines Volkes einen Tempel in *seiner* Sprache, auf dass erfüllet werde was Jener sprach, der das innerste Wesen unser aller ist: Gehet hin in alle Welt und lehret die Völker in ihren Sprachen" (Purkyně 1820 c).

Schon in seiner Breslauer Zeit wies Purkyně darauf hin, daß die slawischen Mundarten und Dialekte nicht so verschieden seien, so daß es möglich wäre, die verschiedenen slawischen Sprachen zu erlernen mit der Zielstellung der Annäherung der slawischen Stämme (Opatrny et al. 1959). Purkyně trat für die sog. „literarische Gegenseitigkeit" der slawischen Völker ein. Er war bereits 1836 Präsident des literarisch-slawischen Vereins, der sich zum Ziel gesetzt hatte, die Sprach- und Literatureinheit der Slawen zu beschleunigen (Opatrny et al. 1959).

Purkyněs Ziel war es, durch Sprachpflege zur Verständigung zwischen den Völkern beizutragen. Die Sprache ist mit der Spezifik der kulturellen Entwicklung einer Nation auf das engste verbunden. Sprachpflege ist zugleich Pflege des nationalen Bewußtseins und das Erlernen anderer Sprachen gestattet, andere Nationen kennen und verstehen zu lernen. Purkyně formuliert diese Gedanken 1867: „Das ausgiebigste Mittel zur Näherung verschiedener Nationalitäten besteht darin, daß ein Volk das andere kennen lerne und lerne es achten und lieben. Das wird hauptsächlich durch Erlernen der Sprache des anderen Volkes erzielt."

Purkyně, der von der engen Beziehung zwischen Sprache und Nation überzeugt war, versuchte in seiner tschechischen Heimat ständig zu erreichen, daß die tschechisch sprechende Bevölkerung an den Universitäten Vorlesungen in dieser Sprache hören konnte. Im Winter-Semester 1850/1851 las Purkyně im anatomischen Hörsaal neben anderen Vorlesungen in deutscher Sprache auch eine Vorlesung über „populäre Anthropologie mit Demonstration" in tschechischer Sprache. Diese Regelung konnte er beibehalten und so wird in der Ordnung der Universität zu Prag 1866 die Vorlesung über „Physiologie des animalen Lebens des Menschen" in deutscher und tschechischer Sprache angekündigt. [17]

Im Zusammenhang mit diesen Bemühungen gelang es ihm 1853 als weiteren Erfolg, die tschechische naturwissenschaftliche Zeitschrift „Ziva" zu gründen. In dieser Zeitschrift veröffentlicht er ein Programm, welches die Naturwissenschaften im weiten Sinne umfaßt und Gedanken zur Veränderung der Natur durch den Menschen und zur Entwicklung der Lebewesen über große Zeiträume ebenso einschloß wie die Entwicklung des Menschen selbst. Auf der Grundlage eines Konkordates, das Rom mit den Habsburgern schloß, kosteten "die Gedanken, die sich der materialistischen Weltanschauung näherten, einer Reihe von Prager Gelehrten, Tschechen und Deutschen, die Existenz." (Matoušek 1961 a).

Ferner wurden gegen Purkyně Einwendungen vorgebracht, weil er versuchte, eine tschechische Akademie und eine medizinische Fakultät zu errichten, in der Vorlesungen und Prüfungen in tschechischer Sprache abgehalten werden. Purkyněs Forderung wurde auch von deutschen Ärzten und Professoren unterstützt. Im Zusammenhang mit diesen Forderungen wurde Purkyně und die Schriftstellerin Bozena Nemcova verdächtigt, eine tschechische Revolution vorzubereiten (Matoušek 1961 a). Dieser Autor weist darauf hin, daß dieser Verdacht völlig unbegründet war; denn eine Revolution mit der Gefahr blutiger Auseinandersetzungen war Purkyněs Geisteshaltung völlig fremd.

Wiederholt forderte Purkyně die Einführung der tschechischen Sprache auf Universitäten, damit tschechische Bürger in ihrer Muttersprache die kulturelle Entwicklung in Wissenschaft und Kunst als Grundlage der eigenen Nation kennen lernen. Diese Forderung Purkyněs ist Ausdruck seines nationalen Bewußtseins und hat mit nationalistischen Tendenzen absolut nichts zu tun. Die Pflege der eigenen Sprache auch in der Wissenschaft ist legitimes Anliegen eines jeden Volkes und ist noch heute aktuell. Deshalb ist es bedauerlich, daß es Wissenschaftlern der Bundesrepublik Deutschland nicht mehr möglich ist, in einigen traditionsreichen anatomischen Zeitschriften ihres Landes in ihrer Muttersprache zu veröffentlichen!

15. Die humanistische Persönlichkeit

Purkyně war eine äußerst produktive Forscherpersönlichkeit, gekennzeichnet durch Intelligenz, Fleiß, Arbeitsfreude, Vielseitigkeit bei großer Bescheidenheit und humanistischer Gesinnung. Er stand als Romantiker der idealistischen Philosophie von Fichte und dem Weltgeist von Schelling als Grundlage der Einheit der Natur nahe. Zu seinen naturwissenschaftlichen Interessen kommt eine innige Naturverbundenheit und Liebe zur Natur hinzu: „Oft wenn ich im Genuß des Frühlings an einem stillen Wasser im Grase ruhte und das rege Leben der Käferchen, Grashüpfer, Fliegen, Schmetterlinge, Libellen, Wasserinsekten, Larven, Würmer, Schnecken in und außerhalb des Wassers mit Lust betrachtete, mich in ihre verschiedenen Zwecke und Pläne, wodurch sie ihr Daseyn fristen und genießen, hineinlebte, wandelte mich der Wunsch an, das Vermögen zu erlangen, mich ganz in ihre Seele versenken und von ihrem kleinen Standpunkt die Welt anschauen zu können; natürlich mit der Fähigkeit, jeden Augenblick in meine menschliche Intelligenz wieder einzukehren und die Art ihrer geistigen Beschränkung vergleichen und beurteilen zu können." (Purkyně 1847).

Purkyně (1847) fordert in seiner Schrift zur Reform der Gymnasien eine „religiös moralische, ästhetische und wissenschaftliche Bildung." Wie in diesen Worten erkennbar, hatte er sich nach seinem Austritt aus dem Piaristenorden nicht von religiösen Vorstellungen gelöst. Er stand einer pantheistischen Weltanschauung nahe.

Als Verteter der experimentellen Naturforschung war Purkyně Materialist und trug so zur Überwindung des naturphilosophischen Denkens bei (Tutzke 1983); in weltanschaulicher Hinsicht war er Idealist. Nach Teich (1962) findet man bei Purkyně auch „den weitgespannten Flug des Naturphilosophen" und ferner „die Empfindsamkeit des Romantikers". Mehrfach äußerte er sich auch zu gesellschaftlichen Fragen und zur Stellung der Wissenschaft in der menschlichen Gesellschaft: „Die Idee der Gerechtigkeit ordnet die sozialen Verhältnisse in verschiedenen Formen, angemessen den Anlagen und Entwicklungsphasen der Völker. Die Idee der Wissenschaft sammelt sich in vielfachen Brennherden des Wissens über die ganze Erde und durchstrahlt mit ihrem Lichte die Geschlechter der Menschen, die das heilige Feuer von Generationen zu Generationen fortpflanzen und es zu immer höherer Herrlichkeit entzünden" (Purkyně 1847).

Nicht der Revolutionär sondern der Humanist ist es, der sich zur Politik seiner Zeit äußert, wobei seine humanistische Gesinnung in folgenden Sätzen deutlich wird: „Der Hauptgrundsatz der inneren Politik, welches Reiches es immer sei, ist der Grundsatz der Humanität. Jeder echte humane Politiker hält sich an den Begriff der natürlichen Bestimmung des Menschen auf unserer Erde" (Purkyně 1867). Die Treue zum König, die bei kriegerischen Auseinandersetzungen bis zur Todesverachtung führt, sei ein unnatürlicher Zustand, der „alle Persönlichkeit und Selbstständigkeit des Einzelnen vernichtet, . . ." Als Ausdruck seiner humanistischen Gesinnung folgert er: „Es ließe sich auch wohl noch eine dieser Kriegszucht entgegengesetzte Weise erdenken, wo nicht Furcht und Hoffnung, sondern höhere Beweggründe eine Art Selbstzucht einführen würden, welche den Einzelnen zur freiwilligen und strebsamen Erfüllung seiner Pflichten bewegen würde, es wäre dies das Motiv der Liebe zum Vaterlande, zur Menschheit, zur Gerechtigkeit . . ." (Purkyně 1867). Alle Streitigkeiten zwischen den Völkern will Purkyně mit der „Politik der Liebe" begegnen und die Ursache der Streitigkeiten sieht er in einer Vernachlässigung „der reinen Gefühle der Humanität".

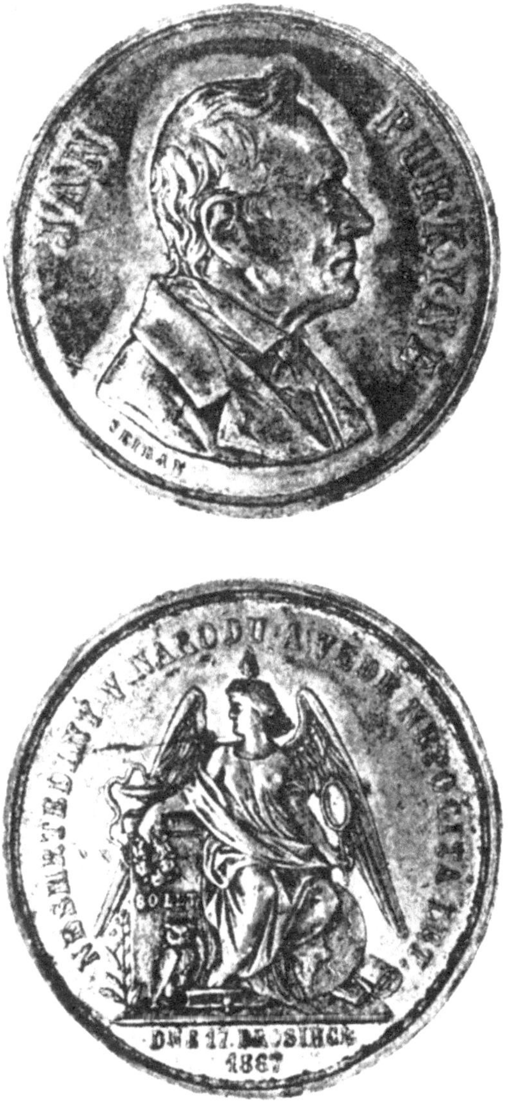

Abb. 16 Medaille von W. Seidan zum 80. Geburtstag von J. E. Purkyně. Inschrift der Rückseite in deutscher Übersetzung: Unsterblich im Volke, und in der Wissenschaft zählt das Alter nicht. Aus Ferner, H. Anatomia in nummis. Urban & Schwarzenberg, München-Berlin-Wien 1972

Als nationalbewußter Bürger seines Volkes vertrat er mutig sein Tschechentum und trat zugleich für einen Ausgleich nationaler Gegensätze ein. Lesky (1970) kennzeichnet Purkyně als böhmischen Nationalpatrioten und Föderalisten, der der Reichszentrale in Wien immer fremd gegenüberstand. Der von Purkyně vertretene Ausgleich zwischen den Nationen im Vielvölkerstaat Oesterreich war das Ergebnis seiner humanistischen Gesinnung, die in folgender Äußerung Purkyněs (1867) zum Ausdruck kommt: „Aufrichtig wünschen wir, daß wenn dieses wichtige Glied der Menschheit[30] die höchste Stufe seiner Macht und Kultur erreicht haben wird, es nach dem ihm eingeborenen friedlichen Charakter einen allgemeinen Weltfrieden diktieren wird, daß es Verträglichkeit und Freiheit der ganzen Menschheit bringen wird, und daß endlich die Zeit der internationalen Politik, die Zeit der Gerechtigkeit und Liebe sein wird."

Die große Verbundenheit des tschechischen Volkes mit Purkyně wurde zu seinem Begräbnis noch einmal besonders deutlich. Teich (1962) gibt hierzu eine eindrucksvolle Schilderung: „Auf seinem letzten Weg begleiteten Purkyně die Angehörigen aller Schichten der Nation. Im Trauerzug schritten

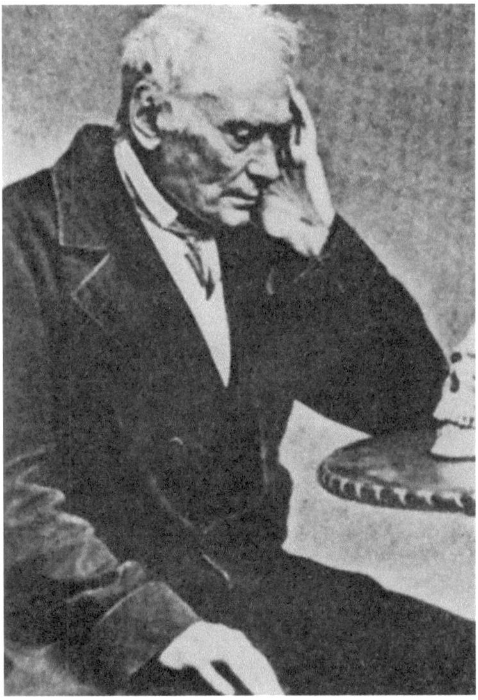

Abb. 17 Jan Evangelista Purkyně während der letzten Jahre seines Lebens. Aus Opera omnia IV, Prag (1941)

nicht nur Vertreter der Bourgeoisie, des Handwerks, der Studentenschaft (auch der deutschen), sondern auch des Proletariats, darunter über 200 Arbeiter aus der Ringhofersschen Fabrik. So wurde Purkyněs Begräbnis zu einer der letzten Manifestationen der allnationalen demokratischen Bewegung, die er zeitlebens verkörpert hatte."

Purkyněs nationales Denken war mit einem Internationalismus auf humanistischer Basis verbunden. Er trat ein für eine Verständigung zwischen den Völkern. John (1959) veröffentlicht Dankesworte Purkyněs, die er zu seinem 80. Geburtstag gesprochen hat: „Ich war 27 Jahre in Preußen, wo ich in dem Ozean einer großen Nation schwamm, aber ich versank nicht in ihm. Es war mir gegeben, daß mich der Strom des Lebens in das Gebiet meines geliebten Vaterlandes führte und hier kann ich stolz sagen, ich bin einer von denen, die unsere Nation förderten." Zur Versammlung der Deutschen Naturforscher und Ärzte am 25. September 1862 in Karlsbad wurden dem 75jährigen Purkyně Ovationen dargebracht. In der Dankesrede bekannte er, daß er „dem deutschen Element stets Freund gewesen wäre" und er fügte hinzu: „Ich segne alle Bemühungen des deutschen Anteiles meines Vaterlandes" (Purkyně 1862).[29] Diese freundschaftliche Gesinnung zwischen dem Volke Purkyněs und dem deutschen Volk, die Purkyně als zutiefst humanistisch gesinnter, seinem Volk treu ergebener Wissenschaftler mit diesen Worten angesprochen hat, leuchtet herüber bis in unsere Zeit und möge sich in Erinnerung an Jan Evangelista Purkyně auch in Zukunft bewähren.

16. Sammelwerke und Anmerkungen

[1] Opera omnia Vol. I Hrsg. von K. J. Lhoták, Prag 1918 371 Seiten. Enthält 6 wissenschaftliche Arbeiten in Latein und Deutsch.

[2] Opera omnia Vol. II Hrsg. von F. K. Studnička, Prag 1937, VIII + 183 Seiten. Biologische Beiträge, veröffentlicht in Zeitschriften und Tagungsberichten (Deutsch).

[3] Opera omnia Vol. III Hrsg. von F. K. Studnička, Prag 1939, IV + 248 Seiten, Biologische Beiträge, veröffentlicht in Zeitschriften und Tagungsberichten (deutsch, lateinisch und tschechisch).

[4] Opera omnia Vol. IV Hrsg. von F. K. Studnička, Prag 1941, IV + 291 Seiten. Beiträge im Enzyklopädischen Wörterbuch der medizinischen Wissenschaften (Graefe et al. 1828–1834) (deutsch).

[5] Opera omnia Vol. V Hrsg. von V. Kruta und Z. Hornoff, Prag 1951, 234 Seiten. Reviewartikel von biologischen und literatur-historischen Schriften (deutsch).

[6] Opera omnia Vol. VI Hrsg. von V. Kruta und Z. Hornoff, Prag 1956, 848 Seiten. Von Purkyně betreute Dissertationen in Latein mit tschechischen Übersetzungen (deutsch und tschechisch).

[7] Opera omnia Vol. VII Hrsg. von V. Kruta und Z. Hornoff Prag 1958, 484 Seiten. Tschechische Beiträge über Physiologie und Morphologie (tschechisch).

[8] Opera omnia Vol. VIII Hrsg. von V. Kruta und Z. Hornoff, Prag 1960, 323 Seiten. Biologische Beiträge (tschechisch).

[9] Opera omnia Vol. IX Hrsg. von V. Kruta und Z. Hornoff, Prag 1965, 375 Seiten. Arbeiten und Berichte über Wissenschaft, Erziehung, Politik (tschechisch).

[10] Opera omnia Vol. X Hrsg. von M. Kudělka, Prag 1968, 248 Seiten. Slawische Beiträge (tschechisch, russisch, deutsch).

[11] Opera omnia Vol. XI Hrsg. von J. Thon, Prag 1968, 432 Seiten Dichtung und Übersetzungen (tschechisch).

[12] Opera omnia Vol. XII Hrsg. von V. Kruta, Prag 1973, 380 Seiten Ausgelassene wissenschaftliche Beiträge. Drucke oder Manuskripte (tschechisch).

[13] Opera omnia Vol. XIII Hrsg. von V. Kruta und V. Zapletal, Prag 1985, 319 Seiten. Autobiographische Essays, Bibliographien (tschechisch, deutsch).

[14] Opera selecta Prag 1948, XXXII + 184 Seiten (Latein, Deutsch und Tschechisch).

[15] Zitiert nach John 1959.

[16] AdW der DDR-Archiv-Sign. II—III, 20.

[17] Berichtet nach: Jan Evangelista Purkyně. v. dokumentech Archivu Univerzity Karlovy Praha 1986.

[18] Opera omnia XII, 1973, Seiten 213—218.

[19] Opera omnia XII, 1973, Seiten 219—234.

[20] Opera omnia XII, 1973, Seiten 237—238.

[21] Opera omnia XII, 1973, Seite 216.

[22] Opera omnia II, 1937, Seite 84.

[23] Opera omnia XII, 1973, Seite 223.

[24] Zitiert nach Lesky, 1970, Seite 25.

[25] Zitiert nach Matousek, 1961 a.

[26] Zitiert nach Kruta, 1962 a.

[27] AdW der DDR-Archiv-Sign. II—VI, 44.

[28] Opera omnia XII, 1973, Seiten 13—130.

[29] Zitiert nach Sajner, 1964.

[30] Gemeint sind die Slawen im Vielvölkerstaat Österreich.

[31] Zitiert nach Ebert und Zlabek, 1979.

[32] Isis war die ägyptische Himmelsgöttin. In Sais (zeitweilige Hauptstadt Unterägyptens im Altertum) existierte ein verschleiertes Bild der Himmelsgöttin mit der Inschrift: „Ich bin das All, das gewesen, das ist und das sein wird; kein Sterblicher hat meinen Schleier gelüftet." (Nach Meyers Konversations-Lexikon, 1895)

[33] Kruta (1979) hat in seiner Einleitung zur deutschen Übersetzung der Breslauer Dissertation (Habilitationsschrift) darauf hingewiesen, daß in Beiträgen über Purkyně mehrfach zwei Personen verwechselt oder für identisch gehalten werden: Staatsrat Christian Ludwig Friedrich Schultz (1772—1853), Freund Goethes und Anhänger der Farbenlehre und Johannes Schulze (1786—1869), enger Mitarbeiter von Minister Freiherr Karl von Stein zum Altenstein, Referent für das Hochschulwesen im preußischen Kulturministerium.

17. Danksagung

Herrn Prof. MUDr. Eduard Klika, Dr. Sc., Direktor des Instituts für Histologie der Medizinischen Fakultät der Karls-Universität in Prag und
Herrn Prof. MUDr. Karol Kapeller, Dr. Sc., Direktor des Instituts für Histologie und Embryologie der Medizinischen Fakultät der Comenius Universität in Bratislava danke ich für die Übersendung wichtiger Literatur und für die Übermittlung wertvoller Informationen.
Frau OAR Dr. sc. phil. Christa Kirsten, Direktor des Zentralen Archivs der Akademie der Wissenschaften der DDR und Frau Ilse Speigner danke ich für wertvolle Hinweise und für die Unterstützung bei der Durchsicht einschlägiger Akten des Archives.
Herrn Prof. Dr. sc. med. Dietmar Wendler, Direktor des Instituts für Anatomie der Medizinischen Akademie Magdeburg habe ich für einige Literaturhinweise zu danken.
Für die nicht einfache Beschaffung der Literatur gilt der Bibliothekarin des Instituts für Anatomie des Bereiches Medizin (Charité) Frau Esther-Maria Dellmann mein besonderer Dank. Schließlich habe ich meiner Sekretärin, Frau Irene Stieh, und der Fotografin, Frau Dore Wachenschwanz, Institut für Anatomie des Bereiches Medizin (Charité) für wertvolle Unterstützung bei der Vorbereitung des Manuskriptes herzlich zu danken.

18. Literaturverzeichnis

Deutsch, C.:
De penitiori ossium structura observationes (1834) Dissertatio Inauguralis, Anatomico-Phisiologica. Vratislaviae 1834. Zit. Vacek 1987.
Auch in Opera omnia VI Herausg.: V. Kruta u. Z. Hornoff, Prag 1956, 77–95.

Ebert, J. und K. Žlabek:
Deutsche Übersetzung der Habilitationsschrift von J. E. Purkyně 1823: Abhandlung über die physiologische Untersuchung des Sehorgans und des Hautsystems. Acta Historica Leopoldina Nr. 11 (1979) 107–141.

Eiselt, Th.:
Purkynĕs Arbeiten. Eine literarhistorische Skizze.
Vierteljahresschr. f. prakt. Heilkunde XVI (1859) 187.
Auch in Opera omnia XIII (1985) 209–229.

Ehrenberg, Chr. G.:
Beobachtung einer bisher unbekannten auffallenden Structur des Seelenorgans bei Menschen und Thieren. Abhandl. der Königl. Akademie der Wissenschaften zu Berlin aus dem Jahre 1834 (gedruckt 1836) 665–721. Vorgetragen in der Akademie am 24. 10. 1833.

Frankenberger, Z.:
J. E. Purkyně und die Zellenlehre.
Nova Acta Leopoldina N. F. Band 24 Nr. 151 (1961) 47–56.

Fraenkel, M.:
De penitiori dentium humanorum structura observationes.

Dissertatio Inauguralis Anatomico-Physiologica.
Vratislaviae 1835. Zit. nach Vacek 1987.
Auch in Opera omnia VI. Hrsg. V. Kruta u. Z. Hornoff, Prag 1956, 129–145.
Gräfe, C. F. v., C. W. Hufeland, H. F. Link, K. A. Rudolphi, E. v. Siebold:
Encyclopädisches Wörterbuch der Medicinischen Wissenschaften.
Band I bis XII. Berlin, im Verlage bei J. W. Boike 1828–1834.
Hanuschke, A.:
De genitalium evolutione in embryone femineo observata.
Dissertatio Inauguralis Anatomico-Physiologica Vratislaviae 1837. Zit. nach Vacek 1987.
Auch in Opera omnia VI. Hrsg.: V. Kruta u. Z. Hornoff, Prag 1956 203–215.
Heidenhain, R.:
Purkinje, Johannes Evangelista.
Allg. deutsche Biogr. 26 (1888) 717–731.
Jahn, I., R. Löther und K. Senglaub:
Geschichte der Biologie.
Theorien, Methoden, Institutioien, Kurzbiographien.
VEB Gustav Fischer Verlag Jena 1982.
John, H. J.:
Jan Evangelista Purkyně. Czech Scientist and Patriot 1787–1869. The American Philosophical Society Independence Square Philadelphia 1959.
Kirsche, W.:
Christian Gottfried Ehrenberg zum 100. Todestag. Ein Beitrag zur Geschichte der mikroskopischen Hirnforschung.
Sitzungsber. der Akademie der Wissenschaften der DDR Nr. 9 N (1977) 1–60.
Kotek, V., L. Niklíček:
Jan Evangelista Purkyně and his place in the history of medicine and natural sciences of the 19th century.
Academia Praha 1987.
Kruta, V.,
J. E. Purkyně als Physiologe.
Nova Acta Leopoldina Band 24 Nr. 151 (1961) 57–76.
Kruta, V.:
J. E. Purkyně – der Gelehrte und sein Schaffen.
Herausgegeben von der Presseabteilung des Ministeriums für Gesundheitswesen in Prag im Staatsverlag für medizinische Literatur, Prag, 1962 a.
Kruta, V.:
Jan Evangelista Purkyně.
Praha 1962 Státní Zdravotnické Nakladatelství (tschech.) 1962 b.
Kruta, V.:
Básnik + Vedec. Johann Wolfgang Goethe, Jan Evangelista Purkyné Vydala Academia, nakladatelstvi Ceskoslovenské akademic ved Praha (tschech.) 1968.
Kruta, V.:
J. E. Purkyně (1787–1869) Physiologist. A short account of his contributions to the Progress of Physiology with a Bibliography of his Works.
Academia Publishing House of the Czechoslovak Academy of Sciences Prague 1969.

Kruta, V.:
Einleitung zu: Purkyně J.: Abhandlung über die physiologische Untersuchung des Sehorgans und des Hautsystems.
Acta Historica Leopoldina Nr. 11 (1979) 9–42.
Kubišta, I., V. Svarc:
Purkyně ve Vratislavi.
Státni Pedagogické Nakladatelstvi Praha 1959.
Kuthan, V., E. Trávničková and St. Trojan:
Memorial Address to the 200th Anniversary of Jan Evangelista Purkyné. Published by Charles University, Prague 1987.
Lesky, E.:
Purkyněs Weg. Wissenschaft, Bildung und Nation.
Österr. Akademie der Wissenschaften, phil.-histor. Klasse, 265. Band, Heft 12, Wien (1970) 1–67.
Lesky, E.:
Purkyně and Thun.
Centenary Symposium, Prague. 8.–10. September 1969.
Proceedings Brno 1971.
Matoušek, O.:
J. E. Purkyněs Leben und Tätigkeit im Lichte der Berliner und Prager Archive.
Nova Acta Leopoldina Band 24, Nr. 151 (1961 a) 109–129.
Matoušek, M.:
J. E. Purkyně und die heutigen Zeitfragen.
Nova Acta Leopoldina N. F. Band 24, Nr. 151 (1961 b) 185–188.
Matoušková, B.:
Purkyněs Studentenjahre an der medizinischen Fakultät der Prager Universität.
Nova Acta Leopoldina N. F. Band 24, Nr. 151 (1961) 15–30.
Meckauer, M.:
De penitiori cartilaginum structura symbolae. Dissertatio Inauguralis Anatomico – Physiologica Vratislaviae 1836.
Auch in Opera omnia VI. Hrsg.: Kruta u. Z. Hornoff, Prag 1956, 187–199.
Némec, B.:
Leben und Wirken von J. E. Purkyně.
Purkyně in Erinnerungen seiner Zeitgenossen.
Nova Acta Leopoldina N. F. Band 24, Nr. 151 (1961) 9–14.
Opatrny, J. W., St. Szpilczyński und H. Wybultowa:
Jan Evangelista Purkyně 1787–1869.
Ausstellungskatalog Wrocław 24. 10. bis 15. 11. 1959.
Pappenheim, S.:
Miteilungen über die Tätigkeit des Königl. physiologischen Institutes zu Breslau, von Ende Januar bis Ende August 1843.
In: Opera omnia XII (1973) 247–265.
Purkinje, J.:
Beiträge zur Kenntnis des Sehens in subjectiver Hinsicht.
Diss. Prag 1819. gedruckt bei Fr. Vetterl Edlen von Wildenbrunn erzbischöflichen Buchdrucker im Seminario Nro. 190.
In: Opera Selecta Tom. I MCMXLVIII, 57–106.

Purkinje, J. E.:
Beyträge zur näheren Kenntnis des Schwindels aus heautognostischen Daten. Medicinische Jahrbücher des k. k. österreichischen Staates. Wien 1820 a, VI. II. Stück, 79–125.
Auch in Opera omnia II (1937) 15–37.
Purkinje, J. E.:
Relation über einige Versuche zur Ausmittlung der Brechen erregenden Eigenschaft verschiedener Präparate der Ipecacuanha-Wurzel. Das chemische Laboratorium an der k. k. Universität zu Prag 1820 b, 149–156.
Auch in Opera omnia II (1937) 9–12.
Purkinje, J. E.:
Ueber die Wichtigkeit der Muttersprache.
Hesperus 25 Nr. 4 (1820 c) 26–28.
Auch in Opera omnia II (1937) 3–4.
Purkinje, J. E.:
Commentatio de examine physiologico organi visus et systematis cutanei. Vratislaviae 1823.
Auch in Opera omnia 1 (1918) 163–194.
Deutsche Übersetzung von J. Ebert und K. Žlábek: Acta historica Leopoldina Nr. 11 (1979) 1–176.
Purkyně, J. E.:
Beobachtungen über die Tastlinien beim Menschen und einigen Thiergattungen. Schles. Provinzialblätter. Sechstes Bulletin der naturwiss. Section der schles. Gesellsch. Sechstes Stück (1824), 585.
Auch in Opera omnia II (1937) 44–45.
Purkyně, J. E.:
Beobachtungen an dem Ey vor der Brütung. Über den wesentlichen Bau des Eyerganges und über die Bildung des Eyweisses.
Vers. d. deutsch. Naturf. und Aerzte zu Dresden vom 18. bis 23. September 1826. Isis, Encyclop. Zeitschr. (Oken) 20 (1827 a) 329. Auch in Opera omnia XIII (1973) 155–157.
Purkyně, J. E.:
Symbolae ad ovi avium historiam ante incubationem.
Ed. I: Vratislaviae 1825
Ed. II: Leopoldii Vossi, Lipsiae 1830.
Purkyně, J. E.:
Über die physiologische Bedeutung des Schwindels und die Beziehung desselben zu den neuesten Versuchen über die Hirnfunktionen.
Magazin für die ges. Heilkunde mit besonderer Beziehung auf das allgemeine Sanitätswesen im königl. preussischen Staate.
Hrsg. Dr. J. N. Rust 23. Band, Berlin (1827 b) 284–310.
Auch in Opera omnia III (1939) 1–13.
Purkyně, J. E.:
In: Encyclopädisches Wörterbuch der Medicinischen Wissenschaften.
Herausgegeben von den Professoren der Medicinischen Facultät zu Berlin C. F. v. Gräfe, C. W. Hufeland, H. F. Link, K. A. Rudolphi, E. v. Siebold Band I bis Band XI 1828–1834 Berlin, im Verlage bei J. W. Boike.

Auch in Opera omnia IV (1941) 1–237.
Purkinje, J. E.:
Einige Beiträge zur physioloigschen Pharmacologie.
Neue Breslauer Sammlungen aus dem Gebiete der Heilkunde, Bd. I (1829) 423–444.
Auch in Opera omnia II (1937) 131–141.
Purkyně, J. E.:
De cellulis antherarum fibrosis nec non de granorum pollinarium fromes. Commentation phytotomica. Vratislaviae, Grueson 1830.
Auch in Opera omnia I (1918) 219–276.
Purkinje, J. E.:
Ueber die Struktur der Samenhaut der Cucurbitaceen.
(Uebersicht der Arbeiten etc. 1830, S. 38 – Breslau 1831).
Auch in Opera omnia II (1937) 76.
Purkyně, J. E.:
Beiträge zur Physiologie der menschlichen Sprache (1832–1865?)
Auch in Opera omnia XII (1973) 13–130.
Purkinje, J. E.:
Ueber ein für die hiesige Universität gebautes grosses Plössel'sches Mikroskop.
Uebersicht d. Arbeiten und Veränderungen der schles. Gesellsch. f. Vaterländische Kultur im Jahre 1832, Breslau (1833 a) 39–42.
Auch in Opera omnia II (1937) 81–84.
Purkyně, J. E.:
Bobachtungen der spiralen Schweisscanäle der menschlichen Epidermis. Bericht über die Vers. deutscher Naturf. u. Ärzte zu Breslau, Sept. 1833 (1833 b).
Notizen aus dem Gebiete der Natur- und Heilkunde (Froriep) Weimar 38 (1833 b) 145–151.
Purkinje, J. E.:
Der microtomische Quetscher ein bei microscopischen Untersuchungen unentbehrliches Instrument.
Archiv für Anatomie, Physiologie und wissenschaftliche Medicin (1834) 385–390.
Auch in Opera omnia II (1937) 145–148.
Purkyně, J. E. und G. Valentin:
Entdeckung continuirlicher durch Wimperhaare erzeugter Flimmerbewegungen, als eines allgemeinen Phänomens in den Klassen der Amphibien, Vögel und Säugethiere.
Archiv für Anatomie, Physiologie und wissenschaftliche Medicin (1834) 391–400.
Auch in Opera omnia II (1937) 148–153.
Purkinje, J. E.:
Bericht über die Entdeckung continuirlicher selbstständiger Flimmerbewegungen an den Schleimhautflächen des Uterinsystems.
Übers. d. Arbeiten und Veränderungen des Schles. Gesellsch. f. vaterländ. Kultur im Jahre 1834, Breslau (1835 a) 82–83.
Auch in Opera omnia II (1937) 85–86.
Purkyně, J. E.:
De Galiciae populi cantionum polonicarum et rossicarum corpore.
Bericht über polnische und russische Lieder des gallicischen Volkes, mit den dazu

gehörigen Melodien, instrumentiert von Karl Lipinski, gesammelt und herausgegeben von Wenzel und Oleska. Jahrb. wiss. Kritik 2 (1835 b) 103–108, 113–119. Auch in Opera omnia V (1951) 128–137.
Purkyně, J. E. u. G. G. Valentin:
Bemerkungen über die Unabhängigkeit der Flimmerbewegungen der Wirbelthiere von der Integrität des centralen Nervensystems.
Archiv für Anatomie, Physiologie und wiss. Medicin Berlin (1835) 159–160. Auch in Opera omnia II (1937) 153–154.
Purkyně, J. E.:
Ueber die Struktur des Seelenorgans
(Uebersicht der Arbeiten etc. im J. 1836 S. 56, Breslau (1837 a). Auch in Opera omnia II (1937) 87–88.
Purkyně, J. E.:
Beobachtungen über die Entwicklung der Zähne des Menschen und der Säugethiere. Übers. d. Arbeiten u. Veränderungen d. schles. Gesellsch. f. vaterländische Kultur, Breslau (1837 b). Auch in Opera omnia II (1937) 87.
Purkinje, J. E. und M. Fraenkel:
Ueber die Struktur der menschlichen und Säugethierzähne nach eigenen in Gesellschaft mit Dr. Fränkel angestellten Untersuchungen. Uebersicht d. Arbeiten und Veränderungen d. schles. Gesellsch. f. vaterländ. Kultur im Jahre 1836, S. 55 Breslau 1837. Auch in Opera omnia II (1937) 86–87.
Purkyně, J. E.:
Über den Bau der Magendrüsen und die Natur des Verdauungsprocesses. Bericht über die Vers. deutscher Naturforscher und Ärzte, Prag 1837, 174–175. Isis, Encyclopädische Zeitschrift, vorzüglich f. Naturgeschichte, vergleichende Anatomie u. Physiologie v. Oken (1838 a). Auch in Opera omnia III (1939) 43–45 (in deutsch) und in Opera omnia XII (1973) 187–189 (in deutsch).
Purkyně, J. E.:
Beobachtungen, betreffend die innerste Struktur der Nerven,
Uebersicht d. Arbeiten u. Veränderungen der schles. Gesellsch. f. vaterländische Kultur im Jahre 1837, S. 88 Breslau (1838 b). Auch in Opera omnia II, Pragae 1937, 88–89.
Purkinje, J. E.:
Neueste Untersuchungen aus der Nerven- und Hirnanatomie.
In: K. Sternberg und J. V. von Krombholz (Hrsg.) Bericht über die Versammlung deutscher Naturforscher und Aerzte in Prag im September 1837, S. 177–180, Prag (1838 c). Auch in Opera omnia III (1939) 45–49.
Purkyně, J. E.:
Neueste Beobachtungen über die Struktur des Gehirns.
Uebersicht der Arbeiten u. Veränderungen d. schles. Gesellsch. f. vaterländische Kultur im Jahre 1837, Breslau (1838 d) 87–88. Auch in Opera omnia II, Pragae 1937, S. 88.
Purkyně, J. E.:
Untersuchungen über die künstliche Verdauung und über die Eigenschaften des dabei verwendeten Laabs. Uebersicht d. Arb. u. Veränderungen der schles. Gesellschaft f. vaterländische Kultur im Jahre 1837, 88–89 Breslau (1838 e). Auch in Opera omnia II (1937) 89–90.

Purkyně, J. E. und S. Pappenheim:
Versuche über künstliche Verdauung. Ber. über. d. Versammlung deutscher Naturforscher und Aerzte in Prag 1837, 182–185 Prag (1838). Auch in Opera omnia III (1939) 49–51.
Purkyně, J. E.:
Brief an den preußischen Minister vom 4ten Juli 1839. In: Opera omnia XII (1973) 234–241.
Purkinje, J. E.:
Mikroskopische Präparate mit Hülfe des Drummond'schen Beleuchtungs-Apparates demonstriert. Uebersicht der Arbeiten und Veränderungen der schles. Gesellsch. f. vaterländische Kultur im Jahre 1839, S. 82. Breslau (1840 a). Auch in Opera omnia II (1937) 91.
Purkinje, J. E.:
Ueber die Analogien in den Struktur-Elementen des thierischen und pflanzlichen Organismus. Uebersicht der Arbeiten u. Veränderungen der schles. Gesellsch. f. vaterländische Kultur im Jahre 1839, S. 81–82 Breslau (1840 b). Auch in Opera omnia II (1937) 90–91.
Purkyně, J. E.:
Theoria cellularis Schwanniana et Ioannis Ev. Purkyně contributio propria. Rezension der Monographie: Mikroskopische Untersuchungen über die Uebereinstimmung in der Struktur und dem Wachsthum der Thiere und Pflanzen von Dr. (Professor) Th. Schwann. Mit vier Kupfertafeln. Berlin 1839 Jahrb. wiss. Kritik 2 (1840 c) 33–38. Auch in Opera omnia V (1951) 178–183.
Purkyně, J. E.:
Ueber die Struktur-Verschiedenheit des Gehirn- und des Ganglien-Nervensystems. Uebersicht der Arb. u. Veränderungen der schles. Gesellsch. f. vaterländische Kultur im Jahre 1840 d, 78–79.
Referat von K. B. Reichert in Archiv f. Anat. Physiol. und wissensch. Medizin. Hrsg. Joh. Müller 1842 p. CCXCII–CCXCIII. Auch in Opera omnia II (1937) 92–93.
Purkyně, J. E.:
Kurzer Bericht über die Entstehung und jetzigen Stand des physiologischen Instituts in Breslau vom 30ten August 1841 in: Opera omnia XII (1973) 213–218.
Purkyně, J. E.:
Organischer Bericht über das physiologische Institut der Universität Breslau (1844 a). In: Opera omnia XII (1973) 265–296.
Purkyně, J. E.:
Mikroskop (Anwendung und Gebrauch bei physiologischen Untersuchungen). Handwörterbuch der Physiologie mit Rücksicht auf physiologische Pathologie, Zweiter Band, Braunschweig (1844 b). Auch in Opera omnia III (1939) 119–154.
Purkinje, J. E.:
Ueber den Gebrauch des Mikroskops. Uebersicht der Arbeiten u. Veränderungen der schles. Gesellsch. f. vaterländische Kultur im Jahre 1843, 157. Breslau (1844 c). Auch in Opera omnia II (1937) 97.
Purkinje, J. E.:
Mikroskopisch-neurologische Beobachtungen. Arch. f. Anat. Physiol. und wiss.

Medicin von Dr. Johannes Müller (1845) 281–295. Auch in Opera omnia II (1937) 163–171.
Purkinje, J. E.:
Beobachtung eigenthümlicher Körnerfäden an der inneren Oberfläche der Herzventrikel. Uebersicht d. Arbeiten u. Veränderungen d. schles. Gesellsch. f. vaterländische Kultur im Jahre 1846, S. 70 Breslau (1846 a). Auch in Opera omnia II (1937) 110.
Purkinje, J. E.:
Sinne im Allgemeinen. Handwörterbuch der Physiologie mit Rücksicht auf physiologische Pathologie, Band 3 Braunschweig (1846 b) 352–359. Auch in Opera omnia III (1939) 155–163.
Purkinje, J. E.:
Wachen, Schlaf, Traum und verwandte Zustände. Handwörterbuch der Physiologie mit Rücksicht auf physiologische Pathologie, Band 3, Braunschweig (1846 c) 412–480. Auch in Opera omnia III (1939) 164–242.
Purkyně, J. E.:
Papierstreifen aus dem Portefeuille eines verstorbenen Naturforschers. In: Neues Planetenbuch oder Mikro- und Makrokosmos.
Hypothese von G. B. Ernst, Breslau (1847) 85–163, Verlag v. Joh. Urban Kern. Auch in Opera omnia IV (1941) 239–291.
Purkinje, J. E.:
Ueber Reform der Gymnasien, mit Rücksicht auf Naturstudium, nebst kurzer Darlegung eines cyclischen Unterrichtssystems.
Uebersicht d. Arbeiten u. Veränderungen der schles. Gesellsch. f. vaterländische Kultur im Jahre 1847. Breslau (1848) 87–89. Auch in Opera omnia II (1937) 112–127.
Purkyně, J. E.:
Über eine neue Methode, das Nervensystem überhaupt, namentlich das Rückenmark und Gehirn, nach seinen Structurverhältnissen zu untersuchen. Abhandlungen der Königl. Böhm. Gesellschaft der Wissenschaften in Prag (1852). Auch in Opera omnia III (1939) 93–94.
Purkyně, J. E.:
Speech on the Meeting of German Scientists and Physicians in Carlsbad. Versammlung deutscher Naturforscher und Aerzte am 25. Sept. 1862 (in tschechisch). (Zit. Kruta 1969).
Purkyně, J. E.:
Austria polyglotta. Praze, Tisken a nákladem Dra Edv. Grégra (1867). Auch in Opera omnia IX (1965) 231–299.
Raeuschel, F.:
De arteriarum et venarum structura. Dissertatio Inauguralis Anatomica Vratislaviae 1836.
Raschkow, J.:
Meletemata circa mammalium dentium evolutionem. Dissertatio Inauguralis Anatomico-Physiologica Vratislaviae (1835). Auch in Opera omnia VI Hrsg. V. Kruta u. Z. Hornoff, Prag (1956) 149–164.
Rosenthal, J. F.:
De formatione granulosa in nervis aliisque partibus organismi animalis. Disser-

tatio Inauguralis Anatomico-Physiologica, Vratislaviae (1839). Auch in Opera omnia VI Hrsg. V. Kruta u. Z. Hornoff, Prag (1956) 239–269.
Sajner, J.:
J. E. Purkyněs Beitrag zur Pharmakologie und zur Histologie.
Nova Acta Leopoldina Band 24, Nr. 151 (1961 a) 77–108.
Sajner, J.:
Jan Evangelista Purkyně und Adolph Oschatz. Nova Acta Leopoldina NF Band 24, Nr. 151 (1961 b) 113–139.
Sajner, J.:
Jan Evangelista Purkyně und die Gesellschaft Deutscher Naturforscher und Ärzte. Nova Acta Leopoldina NF Band 29, Nr. 171 (1964) 153–161.
Schwalbe, J.:
Johannes Evangelista Ritter von Purkinje (Purkyně) Dt. Med. Wochenschrift No. 38 (1906) 1548–1549 Verlag Georg Thieme Leipzig.
Schwann, Th.:
Mikroskopische Untersuchungen über die Uebereinstimmung in der Struktur und dem Wachsthum der Thiere und Pflanzen. Mit vier Kupfertafeln. Berlin (1839).
Studnička, F. K.:
Joh. Ev. Purkinjes und seiner Schule Verdienste um die Entdeckung der thierischen Zellen und um die Aufstellung der Zellentheorie. Anat. Anz. Jena (1927/28) 140–144.
Studnička, F. K.:
Aus der Vorgeschichte der Zellentheorie. H. Milne Edwards, H. Dutrochet, F. Raspail, J. E. Purkinje. Anat. Anz. Jena 73 (1931/32) 390–416.
Studnička, F. K.:
Die Grundlagen der Zellenlehre von Theodor Schwann.
Anat. Anz. 78 (1934) 246–257.
Studnička, F. K.:
Joh. Ev. Purkinjes histologische Arbeiten.
Anat. Anz. Jena 82 (1936) 41–66.
Teich, M.:
Die Weltanschauung J. E. Purkyněs. In: Jan Evangelista Purkyně Staatsverlag für medizinische Literatur Prag (1962) 115–143.
Tutzke, D.:
Geschichte der Medizin 2. durchgesehene Auflage.
VEB Verlag Volk und Gesundheit Berlin (1983).
Urzidil, J.:
Goethe in Böhmen. Artemis Verlag Zürich und Stuttgart. Zweite, erweiterte Auflage (1965).
Vacek, Z.:
J. E. Purkyněs wisenschaftliche Arbeit und seine Bedeutung für die Entwicklung der Histologie und Embryologie.
Verh. Anat. Ges. 80 (1986) 75–83.
Vacek, Z.:
Jan Evangelista Purkyně and his contribution to the development of Histology and Embryology. Folia Morphologica XXXV (1987) 338–360.

Valentin, G. G.:
Handbuch der Entwicklungsgeschichte des Menschen.
Berlin, bei August Rücker (1835).
Van der Loos, H.:
The history of the Neuron. In: The Neuron. Edited by H. Hydén.
Elsevier Publishing Company Amsterdam – London – New York (1967).
Wagner, R.:
Handwörterbuch der Physiologie mit Rücksicht auf physiologische Pathologie, zweiter Band. Braunschweig (1844).
Watermann, R.:
Vom Leben der Gewebe. Kölner Universitätsverlag (1964).
Wendt, A.:
De epiderme humana. Dissertatio Inauguralis Anatomica Vratislaviae (1833). Auch in Opera omnia VI Hrsg. von V. Kruta u. Z. Hornoff, Prag (1956) 51–73.
Witte, E.:
Die Berufung Purkinjes nach Breslau. Anat. Anz. 92 (1941/42) 68–77.
Zaunick, R.:
Adolph Oschatz' Leben und Wirken. Nova Acta Leopoldina NF Band 24, Nr. 151 (1961) 139–184.
Zaunick, R.:
Purkyně-Symposion der Deutschen Akademie der Naturforscher Leopoldina in Gemeinschaft mit der Tschechoslowakischen Akademie der Wissenschaften am 31. Oktober und 1. November 1959 in Halle/Saale. Nova Acta Leopoldina NF Band 24, Nr. 151 (1961) 1–230. Joh. Ambrosius Barth Verlag Leipzig.

Bei Fragen zur Produktsicherheit wenden Sie sich bitte an:
If you have any questions regarding product safety,
please contact:

Walter de Gruyter GmbH
Genthiner Straße 13
10785 Berlin
productsafety@degruyterbrill.com